人人可学的养生双法

手法＋心法

李 楠

主编

SHOUDAO XINDAO

BINGZICHU

手到心到

病自除

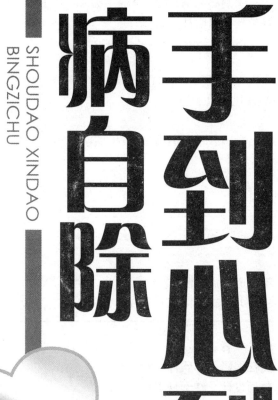

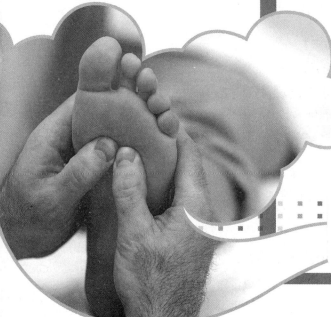

U0388294

黑龙江科学技术出版社

**图书在版编目（CIP）数据**

手到心到病自除 / 李楠主编. -- 哈尔滨：黑龙江
科学技术出版社, 2011.7
ISBN 978-7-5388-6737-4

Ⅰ.①手… Ⅱ.①李… Ⅲ.①按摩疗法（中医）
Ⅳ.①R244.1

中国版本图书馆CIP数据核字（2011）第140616号

**手到心到病自除**
SHOU DAO XIN DAO BING ZI CHU

---

作　　者　李　楠
责任编辑　李欣育
封面设计　红十月工作室
出　　版　黑龙江科学技术出版社
　　　　　地址：哈尔滨市南岗区建设街41号　邮编：150001
　　　　　电话：（0451）53642106　传真：（0451）53642143
　　　　　网址：www.lkcbs.cn　www.lkpub.cn
发　　行　全国新华书店
印　　刷　三河市明华印务有限公司
开　　本　710 mm × 1000 mm　1/16
印　　张　14.75
字　　数　180千字
版　　次　2016年1月第1版　2016年1月第1次印刷
书　　号　ISBN 978-7-5388-6737-4/R・1821
定　　价　32.00元

# 序　言

　　疾病并不可怕，如果我们把疾病比作"石"，健康比作"金"，那么，巧动双手你就可以"点石成金"，每天学一点治病手法，让你从头到脚，从内到外的每个"零件"都不生病。

　　对中医学认识比较深的人，往往会有这样一个观念，那就是，人身体上的大多数疾病都可以靠自己的双手治好。如何治呢？就是通过双手来作用经络穴位，经络穴位就是人体大药，可以包除百病。

　　经络穴位的作用就是把气血源源不断地输送至各个脏腑器官，从而维持着整个人体结构的健康、和谐，通过双手按摩经络穴位来祛病养生，本身就是"哪壶不开提哪壶"，哪里有异常，就在哪里下手，你把那个痛点揉开了，疾病也就随之消除了。

　　毫不夸张地说，只要能正确地使用人体经络，我们不花一分钱就能把病治好。求医不如求己，事实上，没有哪个医生能比我们自身更早地发现自己的病情，也没有哪个医生能比我们自身更懂得自己的身体。我们可以通过双手正确使用人体经络，把自身的自愈潜能完全激发出来。

　　上面我们说的是本书的一个观点，即手到病自除，但事实上，要想

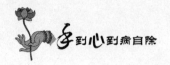

确保对所有的疾病都有抵御和反抗能力，从根本上治愈所有疾病，最关键的还是看我们的心。如果能每天保持好心情，多想一些让自己宽心的事情，也别因为自己身体不太好就整天心怀恐惧，给自己不好的暗示。这样的话，心安了就真正的没有什么疾病能困扰到你了。

《黄帝内经》里说"心安而不惧"，意思就是说，让心神，包括我们的情绪以及所有能够让心安下来的东西，都好好地藏在心里面，然后，当我们碰见本来应该比较害怕的事情时，就自然而然的不那么害怕了，而这些害怕的事情自然也包括各种疾病。

本书想和大家一起分享的是手到心到病自除的智慧，包括如何用双手防治各种常见疾病，如何护心养心，如何用心养生。事实上，这本书不是要给予大家什么，因为健康把握在我们每个人自己手中，不是靠别人给予的，每个人自身的一双手和一颗心就足以呵护其一生的健康。

# 目 录

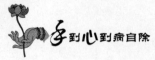

## 第二章　自我按摩强体质，功效神奇的人体特效穴位

## 第三章　女人的美容养颜就掌握在她自己的双手中

## 第四章　父母的双手是孩子最好的保护神

## 第五章　凭借自己的双手，就能解疲劳、去烦恼

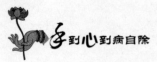

## 第六章　心宽病自去——先治其心后治其身的养生祛病之道

## 第七章　心病当须心药医——常见情志病的心理疗法

## 第八章　保心就是保健康，养心系统的常见方法

## 第九章　养生先养心，在休闲生活中轻松养生

第一章

人体保健靠自我，亲"手"送走常见病

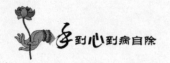

 **10步按摩助你摆脱头痛的困扰**

现代人生活节奏越来越快，来自各方面的压力不断增加，在日常生活中很多人都曾出现过头痛、头晕、头胀、失眠、头昏等诸多不适。下面，就给大家介绍一套简单易学的头部保健按摩法以缓解头部不适。

❋ **第一步：开天目**

用大拇指指面按压于印堂穴（位于两眉中间）处皮肤，以前臂带动手指，做自下而上的，有节律的抹法。双手拇指交替，共20次，注意用力要轻柔，以前额皮肤不变红为度。

❋ **第二步：推前额**

用双手拇指指面按于前额正中处皮肤，以指根带动指尖两手分别向左右两旁做抹法，至眉梢处再推回前额中央。注意用力不宜过大。

❋ **第三步：点按攒竹、鱼腰及太阳**

用双手拇指指端持续用力，按压攒竹穴（位于眉毛内侧端）、鱼腰穴（位于瞳孔直上的眉毛中）、太阳穴（位于眉梢与外眼角之间向后约一横指的凹陷

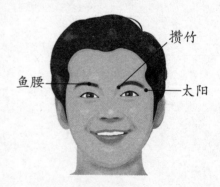

处）。持续数秒或半分钟。如头痛、头晕、头昏可适当用力。如失眠则不宜用力，应以轻揉为主。

### ❀ 第四步：点按四白及迎香

用双手拇指指端持续用力，作用于四白穴（位于瞳孔正中央约2厘米处）、迎香穴。如眼痛眼涩可重按四白穴，如鼻塞流涕可重按迎香穴。持续数秒或半分钟。

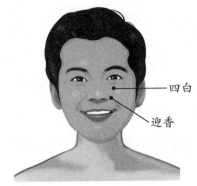

四白

迎香

### ❀ 第五步：摩掌熨目

两掌互相摩擦，搓热后将两手掌心放置在两眼上，有温热的舒适感。重复操作3～5次，对于用眼疲劳、视力不佳者可多做几次。

### ❀ 第六步：疏通经络

用两大拇指指端沿头部经络线依次点按。自头发发际前沿正中开始到发际后沿正中为正中线；正中线旁开一横指为第二线；自额角处开始，平行于正中线至发际后沿为第三线；自太阳穴开始绕耳廓至发际后沿为第四线。如遇痛点可适当做局部的反复弹拨，轻重程度以患者能耐受为度。

### ❀ 第七步：梳头栉发

两手十指弯曲，从前至后做梳头的动作。重复操作5～10次。此动作建议经常自行操作，有助于缓解各种头部不适。

### ❀ 第八步：双鸣天鼓

两掌按住双耳，手指放置在头后部，用手指轻敲耳后头部数次，两手放松，再反复上述操作3～5次。

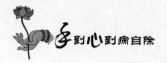
❀ **第九步：拿捏肩井**

以大拇指顶住肩井穴（位于肩上，肩外侧端与脊柱大椎连线的中点），其他四指轻扶于肩前，与大拇指相对用力，提拿起整个肩部肌肉，一拿一放交替进行。

❀ **第十步：整理放松**

用双手掌根自颈肩部向两侧沿肩——上臂——前臂的路线轻推数次，以空掌轻轻拍打肩部及后背肌肉，治疗结束。

最后，需要提醒大家的是，按摩前一定要洗干净脸，还要洗手、擦干，并一定要在双手温暖后才进行按摩，否则用冰凉的双手按摩会出现不适感，影响治疗效果。

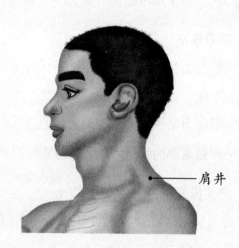

——肩井

#  防治感冒只需找准四个穴位

感冒，一年四季均可发生，冬春尤为多见。传统中医理论学认为，感冒属外感风邪，常由肌表侵入内脏而发病，故采用按摩方法进行预防和治疗往往能收到良好的效果。下面就介绍几种预防和治疗的感冒的简单方法给大家。

### ❈ 搓手预防感冒方

手拇指根部，医学上叫大鱼际，由于肌肉丰富，伸手时，明显突起。大鱼际与呼吸器官关系密切，每日搓搓，对改善易感冒的体质大有益处，且对咽痛、打喷嚏等感冒早期症状有效。

此法很简单，对搓两手大鱼际，直到搓热为止。搓法似双掌搓花生米一样，一只手固定，另一只手搓动，两手上下交替，一般搓1~2分钟，整个手掌便会发热。可促进血液循环，强化身体新陈代谢，增强体质，故而不易感冒。

### ❈ 按摩"人中"和"风府"预防感冒方

预防感冒，可按摩人中穴和风府穴。人中穴又称"水沟穴"，位于鼻唇沟上中二分之一交界处，是常用的急救穴；风府穴在后发际正中直上十寸处，为治疗风邪疾患的要穴。人中穴和风府穴两穴均属督脉

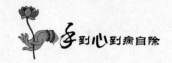

弦，督脉主一身之阳。祖国医学的"阳气"就是指人体的正气，包括现代医学的免疫力、抵抗力等。使用本法可以扶助正气，抵御风寒，起到"正气存内，邪不可干"的作用。摩擦这两个穴位，在局部产生了生物电，加速了血液循环，增强了人体抵抗力，从而提高了对病毒的免疫力，因而能预防感冒。具体方法是，用大拇指和食指在二穴各捏十几下即可。按摩可以在以下两种时刻进行：一是每次脱衣前或起床穿衣前；二是从室内到室外前。

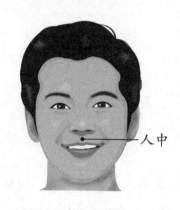

人中

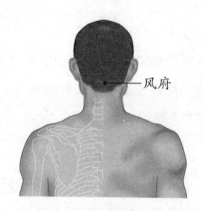

风府

### ❀ 按摩"太冲"治感冒方

感冒初起，有流涕、咽痛、周身不适等感觉时，可通过按摩脚上的太冲穴减轻感冒带来的不适，甚至可以使感冒痊愈。

具体方法是：先用温水浸泡双脚10～15分钟，而后用大拇指由涌泉穴向脚后跟内踝下方推按，连续推按5分钟，然后，再用大拇指按摩太冲穴（大脚趾与二脚趾上1.5厘米处）由下

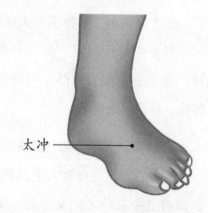

太冲

而上推按，双脚都按摩，每侧按摩5分钟。按摩后，即刻会感到咽痛减轻，其他症状也会随之减轻，甚至痊愈。

 **掌握一些按摩小方法，就能轻松治疗失眠症**

不少失眠者，动不动就会吃安眠药。服药时间长了不但会上瘾，还会产生耐药性。其实，祖国医学的推拿、导引等方法，对失眠都有很好的效果，特别是轻度睡眠障碍，只需用一些按摩小方法，就能够调节和放松机体，改善睡眠质量。

根据传统中医理论，失眠的原因主要为脏腑功能紊乱，尤其是心的温阳功能与肾的滋阴功能失调所致。所以，我们应该着重运用交通心肾、调节气血的手法。按照经络归属，可以用拇指按揉以下穴位：内关，神门，三阴交。内关穴位于掌心面，手腕横纹上2寸（同身寸，即每个人自身大拇指的宽度为1寸，下同），掌长肌腱与桡侧腕屈肌腱之间。神门穴位于掌心面的手腕横纹上，尺侧腕屈肌腱的桡侧凹陷处。三阴交在小腿内侧，足内踝尖上3寸可以摸到胫骨，它就在胫骨的后方。这3个穴互相配合，每天按揉5～10分钟，就可以起到安神定志的作用。

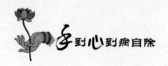

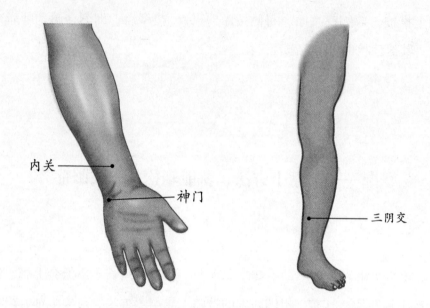

内关

神门

三阴交

中医认为脑为元神之府，所以也应该重视头部的气血供养。在休息或看电视等闲暇时间，我们可以用单手梳理头皮数次。方向是从额头的发际线开始，沿头皮到颈部的发际线终止。这样，5个手指可以分捋头部的督脉、膀胱经、胆经，达到镇静安神，平肝潜阳的作用。

根据中医辨证的不同，还可以添加不同的按摩手法：如果是心情烦躁引起肝郁化火型失眠，可以用手指揉擦脚掌心，即我们常说的涌泉穴。这样可以引火下行，平抑肝火。如果是体质虚弱，属心脾两虚型，可以做摩腹手法。具体方法是，躺在床上，用手掌心环绕神阙穴（即肚脐）做逆时针抚摸（注意一定要逆时针）。如果平时多表现面色潮红，感觉手心发热，多属阴虚火旺型，可以揉捏太溪穴。太溪位于足内侧，内踝尖与跟腱之间的凹陷处，用拇指点按可以交通心肾，安心睡眠。

**高血压无须担忧，自我按摩保健助你稳定血压**

高血压是中老年人的常见病、慢性病。此病往往会因治疗不及时、不恰当、不规律并发各种严重的疾病，甚至会危及生命，所以应该积极防治。平时除注意情志调节和药物治疗外，自我按摩保健是最好的防治措施之一。

❋ **方法一**

（1）浴面分抹法。搓热双手，从额部经颞部沿耳前抹至下颌，反复20～30次。然后再用双手四指指腹从印堂穴沿眉弓分抹至双侧太阳穴，反复多次，逐渐上移至发际。手法轻松柔和，印堂穴稍加压力以局部产生温热感为度。本法可降低血压，增进面部光泽。

（2）揉攒竹穴。用双手拇指端分别按揉双侧攒竹穴约100次，用力要均匀。此法可减轻头痛、头晕等症状。

（3）抹桥弓。头偏向一侧，用双手四指指腹分别在对侧耳后隆起处沿大筋向下推抹至胸廓上口处，双手交替进行，反复多次。此法有显著的降压作用。

❋ **方法二**

"抹、擦、梳、滚、揉、按"六字按摩法降压好。如高血压病人在

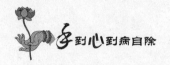
坚持服用降压药物的同时进行此按摩法，可帮助巩固降压疗效。

抹：就是抹前额。其方法是双手的食指或中指进行抹。

擦：就是用双手手掌摩擦头部的左、右两侧。摩擦时用力不宜过大，以自觉舒适为好。

梳：就是将双手手指微屈，两手十指好似虎爪般，先从前额发根开始，一寸一寸向头顶，再一寸一寸向脑后推着，边推边梳，当然也可以左、右两手互相交替反复进行推梳5～10分钟。在此基础上，再进行"滚""揉""按"三种方法。

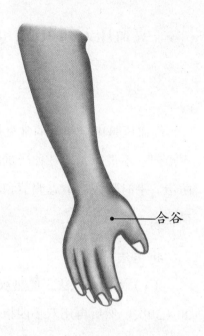
合谷

滚：就是滚动腰背部。其方法就是先将左、右两手握拳，拳眼对贴着相应的腰背部左、右两侧用力上下滚动，幅度可以尽量大一些，按摩3～5分钟即可。

揉：就是揉动腹部。做法是：两手重叠，尽量用靠近腹部的一只手按紧小腹部轻轻揉动。揉动时应顺时针方向转动，一般3～5分钟。揉腹后一般血压都会有较大幅度的下降。

按：就是按摩穴位。常用的穴位有肩井穴、内关穴、合谷穴。

# 4个动作，让糖尿病不再成为你的烦恼

糖尿病患者现在是越来越年轻化了，特别是一些有家族史的人，更易得糖尿病。另外，现在生活节奏比较快，精神压力比较大，应酬比较多，有些人管不住自己的嘴，也容易得糖尿病。所以如果有这些倾向的人，应该做一些简单的预防动作。

## ❈ 第一：抱颤腹部

这是从振腹法来的。先把手抱成一个球状，两个小指朝下，两个拇指朝上，两个掌根向里，这样两个掌根放在大横穴上。大横穴在肚脐两侧一横掌处。把两个掌根放在大横穴上，小指放在关元穴。关元穴在肚脐下四横指处。另外大拇指放在中脘穴上，中脘穴在肚脐上方一横掌处。这个穴位不一定找得非常准确，大体位

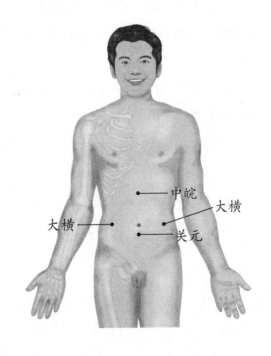

中脘

大横

大横

关元

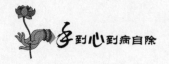

置对了就可以。把手放在这个地方微微地往下一压，然后上下快速的颤动，这个动作应该至少每分钟超过150次。应该在饭后半个小时，或者睡前半个小时做，一般做3～5分钟。这个手法不但可以降糖，而且能降血压，还可以治疗便秘，效果非常好。

❈ 第二：扣右季肋

摸右侧肋骨和上腹部这一块，然后轻轻地叩击两分钟左右就可以了。注意，这个是光叩击右侧的，左侧不做。

❈ 第三：擦背

需要借助一条毛巾，右手在上擦右侧，左手在上擦左侧。擦到后背发热就可以，每天两次，每侧各1～2分钟。

❈ 第四：按摩三阴交

先坐下来，跷二郎腿，找到内踝，三阴交在内踝上3寸，就是中指的中间一个指节3个的长度，用拇指揉捻，做2、3分钟，做完左侧再做右侧。

这一系列一共是4个动作，合起来用12～15分钟，对糖尿病的预防会起到很重要的作用。

## 学会一套经络手法，让胃痛不再折磨你

胃痛又称胃脘痛，常表现为上腹部经常性疼痛，伴有腹胀满、食欲不振、嘈杂反酸、恶心呕吐、大便秘结或稀烂，或有头晕眩、坐卧不安、体倦乏力等症。

中医认为，产生胃痛的病因多为忧思郁怒、肝气横逆犯胃或饮食劳倦、损伤脾胃所致。胃痛是一种常见病，如果处理不当，很可能转化为严重的胃病。下面这套经络疗法对治疗胃痛有良好的功效，且无任何的副作用，大家不妨一试。

### ❋ 预备式

取坐位，腰微挺直，双脚平放与肩同宽，左手掌心与右手背重叠，轻轻放在小腹部，双目平视微闭，呼吸调匀，全身放松，静坐1～2分钟。

### ❋ 揉按中脘穴

将右手半握拳，拇指伸直，拇指指腹紧贴在中脘穴，适当用力按揉0.5～1.0分钟。

功效：疏肝和胃，止痛止吐。

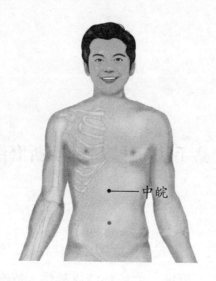

————中脘

❋ 团摩上腹

将左手掌心叠放在右手背上，将右手掌根置放在上腹部，适当用力做顺时针环形摩动0.5～1.0分钟。以上腹部有温热感为佳。

功效：宽胸理气，健脾和胃。

❋ 分推肋下

将双手4指并拢，分别放在同侧剑突旁，沿季肋分推0.5～1.0分钟。

功效：调中和胃，理气止痛。

❋ 拿捏肩井穴

将一手拇指与食指、中指对合用力拿捏对侧肩井穴0.5～1.0分钟。双肩交替进行。

功效：放松肌肉，活血通络。

❋ 合按内关穴、外关穴

将一手中指和拇指分别放在另一手的外关穴和内关穴上，2指对合用力按压0.5～1.0分钟。双手交替进行。

功效：安神镇静，和胃理气。

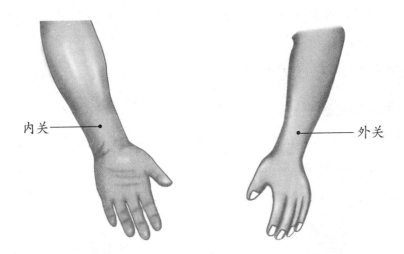

内关　　　　　　　外关

❋ **按揉手三里穴**

将一手拇指指腹按在对侧手三里穴处，其余4指附在穴位对侧，适当用力按揉0.5～1.0分钟。双手交替进行。

功效：理气和胃，通络止痛。

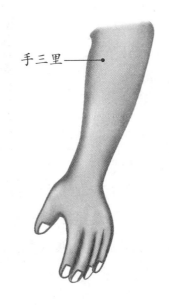

手三里

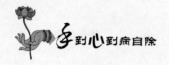
❋ **按揉脾俞穴、胃俞穴**

双手握拳，将拳背第二三掌指关节放于脾俞穴、胃俞穴上，适当用力揉按0.5～1.0分钟。

功效：健脾和胃，调理气血。

❋ **掐压足三里穴**

将双手拇指指尖放在同侧足三里穴上，其余4指附在小腿后侧，适当用力掐按0.5～1.0分钟。

功效：补脾健胃，调和气血。

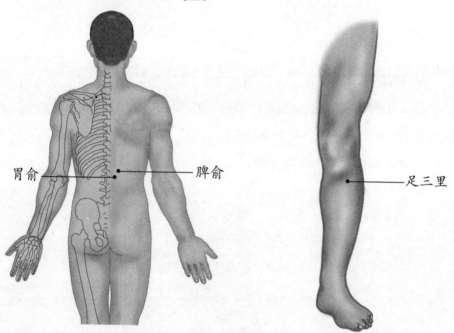

胃俞　　　脾俞　　　　足三里

以上手法也可以配合其他诊治方法进行。注意胃及十二指肠溃疡出血期间不宜在上腹部按摩。平时生活起居要有规律，饮食要有节制，少食生冷、辛辣刺激和不易消化的食物，不过度疲劳，心情要开朗。

# 八个动作，腰痛去无忧

腰痛是一种常见病症，多发生在腰背部、下腰部和腰腿部，脊椎退化性改变以及肌肉、韧带等组织劳损等都会发生腰痛。

腰是人身体躯干的枢纽，对全身的负重、运动平衡等均起到很多作用。腰痛对人体影响很大，应引起重视。

一般来说，除了内脏疾病或骨肿瘤、骨结核引起的腰痛外，其他的腰痛都适用经络按摩来防治。其方法如下：

### ❋ 擦腰

站立两脚分开如肩宽。两手握拳，拳眼即握拳的拇指和食指侧，贴着腰部用力上下擦动。擦动从骶部开始，从下往上，尽可能高，擦动的速度要比较快。擦数十次，直至觉得皮肤发热为止。

### ❋ 揉臀

体位同上。用一只手掌的大鱼际处贴着同侧臀部，顺时针转或逆时针转，揉动数十次，然后用另一只手揉另一侧臀部。有疼痛的一侧臀部要多揉。

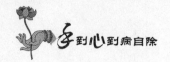 

❀ **按命门穴**

站或坐位。用一手或两手拇指按住命门穴，在第2腰椎棘突下。用力按住该穴至感觉有点酸胀，然后揉动数十次。

❀ **揉肾俞穴**

体位同上。用一只手的拇指按住肾俞穴。该穴在第2腰椎棘突下，即命门穴的外侧约两个手指宽处。用力按住该穴时即有酸胀感，按到有足够的酸胀反应后，再揉动数十次。然后再用另一只手按另一侧肾俞穴并揉动。

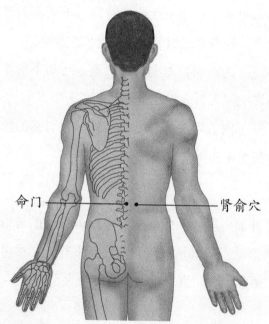

命门　　　　　　　　　　　　　肾俞穴

❀ **推腰臀腿部**

先左弓箭步站立。右手掌虎口分开，拇指在前，推住同侧腰部，用力向下推，经臀一直推到大腿和小腿为止，身体也随着向右侧弯。然后右弓箭步站立。用左手推左侧腰臀腿部。交替推4～10次。

### ❄ 弯腰捏腿部

取站立位，也可坐床上。两腿伸直，慢慢向前弯腰，同时用两手捏大腿和小腿前面的肌肉，捏到尽可能低，最好到足背处，反复5～10次。向前弯腰时，头要昂起。

### ❄ 推腰部

取站立位，两脚分开如肩宽。两手叉腰，拇指在前。先用右手掌从右腰部开始推，向前和向左；然后用左手掌从左腰部开始推，向后和向右。推数十次，也可相反方向推。

### ❄ 捶腰

体位同上。两手握空心拳，用拳眼轻轻捶击两侧腰部，由上而下，再由下而上，共20～30次。

以上动作，每日做1～2次。有些动作，如弯腰捏腿等做起来有困难者，可暂不做，待锻炼较有基础后再做，或动作的幅度先做得小一些，以后慢慢增大。

# 肩周炎的手部疗法

肩周炎又称肩关节周围组织炎，是中老年人的一种常见病、多发病。以女性为多见，多发生于50岁左右，故有人称它为"五十肩"。祖国医学认为本病多为肩部受风寒所致，便称它为"漏肩风"，又因为患

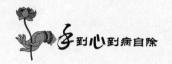

病后常见肩关节僵硬，不能活动，好像冻结了一样，所以又叫它"冻结肩""肩凝证"，形容得十分贴切。

肩周炎的发病特点为慢性发病，病程较长。初期为炎症期，肩部疼痛难忍，尤以夜间为甚。睡觉时常因肩部怕压而特定卧位，翻身困难。疼痛不止不能入睡。

如果初期治疗不当，将逐渐发展为肩关节活动受限，呈冻结状，影响日常生活，吃饭穿衣，洗脸梳头均感困难，更严重者生活不能自理，肌肉也可萎缩，患者极为痛苦。

目前，对肩周炎的治疗，多数学者认为用止痛药只能治标，缓解症状，停药后多数会复发。而用西医手术松解方法，术后均可引起粘连。所以中医的手部疗法被认为是疗效最佳的方法，若病人能坚持功能锻炼，预后相当不错。

下面介绍几种肩周炎的手部疗法，以供参考：

### ❋ 屈肘甩手

背部靠墙站立，或仰卧于床上，上臂贴身、屈肘，以肘点作为支点进行外旋活动。

### ❋ 手指爬墙

面对墙壁站立，用患侧手指沿墙缓缓向上爬动，使上肢尽量高举，到最大限度，在墙上作一记号，然后再徐徐向下回到原处，反复进行，逐渐增加高度。

### ❋ 体后拉手

自然站立，在患侧上肢内旋并向后伸姿势下，健侧手拉患肢手或腕部，逐渐拉向健侧并向上牵拉。

### ❈ 展翅

取站立位，上肢自然下垂，双臂伸直，手心向下缓缓外展，向上用力抬起，到最大限度后停10秒钟左右，然后回到原处，反复进行。

### ❈ 后伸摸棘

自然站立，在患侧上肢内旋并后仰姿势下，屈肘、屈腕，中指指腹触摸棘突，由下逐渐向上至最大限度后呆住不动，2分钟后再缓缓向下回到原处，反复进行，逐渐增加高度。

### ❈ 梳头

站立或仰卧均可，患侧肘屈曲，前臂向前向上，掌心向下，患侧的手经额前，对侧耳部，枕部绕头一周，即梳头动作。

### ❈ 擦汗

站立或仰卧均可，患侧肘屈曲，前臂向前向上并旋前（掌心向上，尽量用肘部擦额部，即擦汗动作。

### ❈ 头枕双手

取仰卧位，两手十指交叉，掌心向上放于头后部（枕部），先使两肘尽量内收，然后再尽量外展。

### ❈ 旋肩

取站立位，患肢自然下垂，肘部伸直，患臂由前向上向后划圈，幅度由小到大，反复数遍。

需要提醒大家的是，对以上9个动作不必每次都做完，可交替进行锻炼，根据自己的情况，适当进行功能锻炼。每天3~5次，每个动作做30~50次，多者不限，只要持之以恒，对防治肩周炎会有益处。

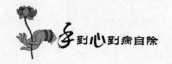

 **防治哮喘，掌握一套按揉手法就行**

哮喘的防治是目前世界上的医学难题，被世界卫生组织列为疾病中四大顽症之一。中医认为，哮喘是由于肺、脾、肾三脏虚弱引起的，造成肺里始终有"一块痰"，一旦感受外界邪气刺激，痰就会阻塞气道出现喘憋。治疗以补益肺、脾、肾为原则，在这个基础上化痰、宣肺、平喘。下面为大家介绍一套自我按摩防治哮喘的手法。

✵ **按揉重点穴位：天突穴、内关穴、列缺穴、曲池穴**

位置：天突穴位于颈部，前正中线上胸骨上窝中央。内关穴位于前臂掌侧，曲泽与大陵的连线上，腕横纹上2寸，掌长肌腱与桡侧腕屈肌腱之间。列缺穴位于前臂桡侧缘，桡骨茎突上方，腕横纹上1.5寸，肱桡肌与拇长展肌腱之间。曲池穴位于肘横纹外侧端，屈肘，尺泽与肱骨外上髁连线中点。

作用：此四穴是推拿治疗哮喘急性发作期的关键用穴，使用按揉法，再辅助药物，可以有效缓解哮喘发作时出现的喘憋。在哮喘缓解期，此四穴同样可以用来强身健体，预防哮喘发作。

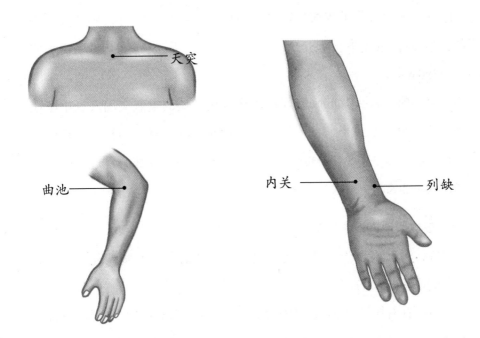

### ❋ 家人协助横擦肾俞、命门穴

位置：肾俞穴位于腰部，第2腰椎棘突下，旁开1.5寸。命门穴位于腰部，后正中线上，第2腰椎棘突下凹陷处。

作用：此二穴具有很强的补肾作用。需要注意的是，此二穴要经常使用擦法，也可使用按揉法。

### ❋ 家人协助直擦背部督脉经及膀胱经。

位置：背部督脉经及膀胱经主要是从肩膀开始到腰眼，从中间向两边各延伸到肩胛骨内侧缘这样一个宽度的长方形区域。

作用：督脉经和膀胱经是人体强壮的重要经络，可以让患者趴在床上，露出后背，家人用手掌从上向下或从下向上直线擦动。注意要使局部发热发红，但不要擦破。

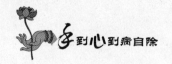

❈ **家人协助按揉脾俞穴、肺俞穴、定喘穴**

位置：脾俞穴位于背部，第11胸椎棘突下，旁开1.5寸。肺俞穴位于背部，第3胸椎棘突下，旁开1.5寸。定喘穴位于背部，第7颈椎棘突下凹陷，旁开0.5寸。

作用：此三穴为背部膀胱经治疗哮喘缓解期的重点应用穴。中医谈到的哮喘，根源在一个"痰"字上面，化痰是治疗哮喘的核心。痰的生成与肺、脾关系密切，按揉脾俞穴和肺俞穴是补益脾肺的首选，配合定喘穴，效果非常好。

❈ **按揉风池穴，拿颈项部**

位置：风池穴位于项部，枕骨之下，与风府相平，胸锁乳突肌与斜方肌上端之间的凹陷处。

作用：具有预防外感风寒的作用。如果每天做5～6次，每次1分钟，能有效提高免疫力，防止哮喘加重。注意应用此二手法时，要闭眼并放松。

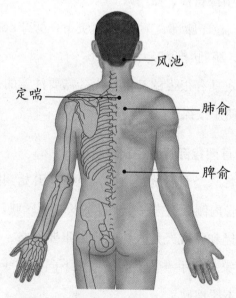

### ❋ 按揉膻中穴、关元穴、丰隆穴

位置：膻中穴位于胸部，前正中线上，平第4肋间，两乳头连线的中点。关元穴位于下腹部，前正中线上，脐中下3寸。丰隆穴位于小腿前外侧，外踝尖上8寸，条口外，距胫骨前缘二横指（中指）处。

作用：经常按揉膻中穴，会感到呼吸顺畅。按揉关元穴则能培元固本，增加体内抗炎物质的分泌。按揉关元穴也可以用手掌进行掌揉。而按揉丰隆穴是专门针对"化痰"这一功效，它是人体治痰的最有效穴位。

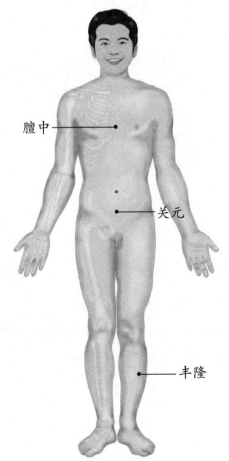

膻中

关元

丰隆

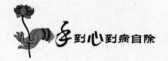

### ❊ 掌擦胸胁，拿胸部云门穴、中府穴

位置：中府穴位于胸外侧部，云门下1寸，平第1肋间隙处，距前正中线6寸。云门穴位于胸外侧部，肩胛骨喙突上方，锁骨下窝凹陷处，距前正中线6寸。

作用：用手掌推擦胸肩部及两胁20～30次，以微有热感为宜。之后，拿胸肩部的云门穴、中府穴，此二穴为治喘良穴。

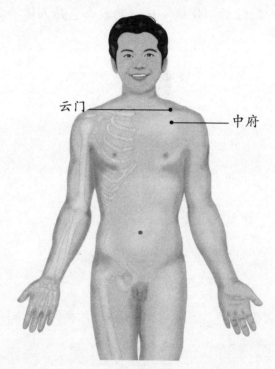

最后，需要提醒大家的是，采用经络按摩治疗哮喘，如果是在哮喘急性发作期，不能缓解时，必须送医院抢救。

**11种治疗便秘的自我按摩法**

便秘的经历相信很多人都有过，虽然它看似一个小毛病，但却给生活带来了不少烦恼。

中医认为，导致便秘的原因很多，归纳起来为燥热内结、津液不足、情绪波动、气机郁滞以及过度疲劳、身体虚弱、气血不足等。有的人因患慢性便秘长期依靠药物通便，给身心带来极大伤害。你不妨巧用双手，坚持以下的自我按摩法，相信能起到安全通便的作用。

（1）推揉腰骶部。坐于床上，两手五指并拢，反手以掌根附于同侧的腰骶部，适当用力自上而下地推擦30～50次，直至腰骶部发热。

（2）按揉肾俞穴。同上坐姿，两手叉腰，拇指向前按于同侧肋端，中指按于肾俞穴，适当用力按揉30～50次。

（3）揉按足三里穴。坐于床上，两膝关节自然伸直，用拇指指腹按在同侧的足三里穴上，其余4指紧附于小腿后侧，拇指适当用力揉按30～50次。

（4）按揉天枢穴。同上坐姿，双手叉腰，中指指腹放在同侧的天枢穴上，大拇指附于腹外侧，中指适当用力按揉30～50次。

（5）掌揉中脘穴。仰卧于床上，双腿自然伸直，将右手掌心重叠在左手背上，左手的掌心紧贴于中脘穴上，适当用力揉按30～50次。

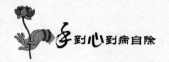 

（6）推腹外侧。同上卧姿，两手分别放在同侧的腹外侧，以掌根从季肋向下推至腹股沟，反复做30～50次。

（7）团摩脐四周。同上卧姿，将右手掌心重叠在左手背上，左手掌心放于肚脐旁，适当用力，绕脐作顺时针圆形摩动30～50次。

（8）拿捏腹肌。同上卧姿，用拇指与其余四指用力对合，边拿边捏腹部肌肉30～50次，双手可同时进行。

（9）按揉关元穴。同上卧姿，用一手拇指指腹放在关元穴上，适当用力按揉30～50次。

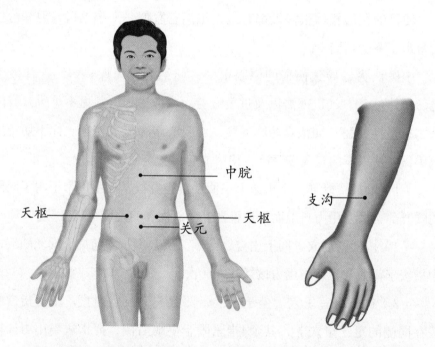

（10）团摩下腹部。用右手掌心重叠于左手背，左手掌心紧贴于下腹部，适当用力作顺时针圆形摩动30～50圈，以皮肤发热为佳。

（11）取双耳、双手上的对应点进行刺激（可以用牙签点压），耳朵上以皮质下和便秘点为重点，外加交感点、大肠点、直肠下段和脾点。手上取支沟穴，这个穴位在外关穴下1寸左右的位置。

**贫血就做这九个健脾益胃的小动作**

贫血是我们日常生活中比较常见的疾病，确切地说贫血只是一种症状而不是具体的疾病，临床上很多种疾病都可以伴有贫血。

不过，贫血虽然临床表现多样化，但与脾胃功能关系最为密切。中医称"脾为后天之本"，即是脾的健运功能正常，水谷精微不断吸收，化生气血，营养全身。故采取健脾益胃的经络按摩方法，对贫血有良好的疗效。

❋ **搅沧海**

舌在口腔上、下齿龈外周从左向右，从右向左各转动10次，产生津液分3口缓缓咽下。

❋ **摩脘腹**

双掌相叠，置于神阙穴，即脐眼，先逆时针，从小到大摩脘腹30圈，然后再顺时针，从大到小摩动30圈。

❋ **荡胃腑**

坐或卧位，以右手掌按置于中脘穴（脐上正中4寸处，剑突与肚脐之正中）上，先用掌根稍用力将胃脘向左推荡，继之再以五指将胃脘稍用

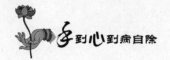

力推荡向右，往返计作10次。

❈ **振中脘**

坐或仰卧，双掌相叠于中脘穴处，以振动手法操作1分钟。

❈ **分阴阳**

坐或仰卧，两手除拇指外其余4指并拢，中指相对于剑突下，全掌紧按皮肤，然后，自内向外，沿肋弓向胁肋处分推，并逐渐向小腹移动，共操作10次。

❈ **疏肋间**

坐位，两手掌横置两腋下，手指张开，指距与肋间的间隙等宽，先用右掌向左分推至胸骨，再用左掌向右分推至胸骨，由上而下，交替分推至脐水平，重复10次。注意手指应紧贴肋间，用力宜均匀，以胸肋有温热感为好。

❈ **理三焦**

坐或卧位，两手十指相交叉，横置按于膻中穴（胸上，两乳头连线中点），两掌根按置胸内侧，自上而下，稍用力推至腹尽处，推20次。

❈ **按三里**

双手食、中指相叠，按揉足三里穴（人体强壮穴，膝关节膑骨下，外膝眼直下四横指处）50次。

❈ **揉血海**

坐位，双手拇指分按于两侧腿部的血海穴（大腿内侧，膝关节内上方约2寸，屈膝时肌肉隆起处）上，做旋转按揉1分钟。

# 四个穴位可以将鼻出血的发生率控制在最低

鼻出血又称鼻衄（读nù），是临床常见症状之一，多因鼻腔病变引起，也可由全身疾病所引起，偶有因鼻腔邻近病变出血经鼻腔流出者。鼻出血多为单侧，亦可为双侧；可间歇反复出血，亦可持续出血；出血量多少不一，轻者仅鼻涕中带血，重者可引起失血性休克；反复出血则可导致贫血。多数出血可自止。

对于非内科疾病和外伤引起的一般性鼻出血，自我按摩有比较好的预防作用。按以下方法有规律地按摩，可以很好地减少鼻出血的发生。

### ❋ 按揉迎香、巨髎

这两穴都位于鼻翼旁。迎香穴在鼻翼外缘中点。巨髎穴在瞳孔直下，鼻唇沟外侧，与鼻翼下缘相平。按摩时将双手食指指腹放于左右穴位，对称地进行按揉。先迎香，后巨髎，每穴5分钟，早晚各1次。还可以把按摩范围扩大，将两手食指或中指的指腹面放在鼻翼的两侧，沿鼻梁向上摩揉，可以到两眉之间，向下可以到鼻翼

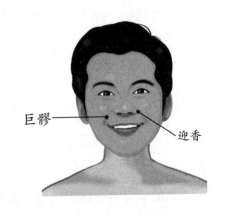

巨髎　　　　　迎香

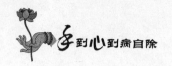 

旁。注意按压要适度，最好由轻渐重。这样每天来回摩擦50次，有预防感冒、宣通鼻窍、防止鼻出血的作用。

### ❋ 揉上星、神庭

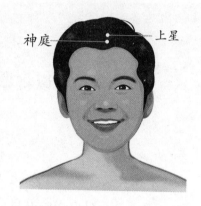

此两穴都位于人体中轴的督脉上。神庭在前发际线直上半寸（同身寸，即每个人自身大拇指的宽度为1寸，下同），上星在前发际线直上1寸。可以用一手的拇指按压在穴位上，有酸涨感后向一个方向按揉，每穴5分钟，早晚各1次。

此外，需要注意的是，由于儿童为"纯阳之体"，鼻出血多因肺热、胃热引起，故家长可以用拇指推孩子双手的无名指和拇指掌侧，从指尖推向指根，这样可以清肺、胃两经之热，防止鼻出血。

##  中暑应该怎样预防和按摩

中暑是指在高温环境下人体体温调节功能紊乱而引起的中枢神经系统和循环系统障碍为主要表现的急性疾病。除了高温、烈日暴晒外，工作强度过大、时间过长、睡眠不足、过度疲劳等均为常见的诱因。

中暑早期完全可以通过中医穴位按摩治疗或预防。具体按摩手法如下：

❀ **预备式**

取坐位，腰微挺直，双脚平放与肩同宽；左手掌心与右手背重叠，轻轻放在小腹部；双目平视微闭，呼吸调匀，全身放松，静坐1～2分钟。

❀ **按揉大椎穴**

将右手中指指腹放于大椎穴上，食指、无名指、小指附于穴位旁，中指用力按揉0.5～1.0分钟。

功效：清泄暑热，通络镇痛。

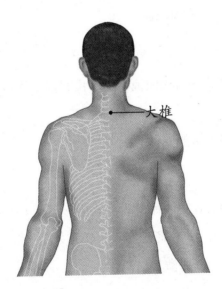

大椎

❀ **揉掐风池穴**

将双手拇指指尖放在同侧风池穴上，其余四指附在头部两侧，适当用力揉掐0.5～1.0分钟。

功效：疏风清热，开窍镇痛。

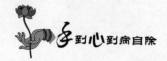

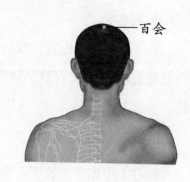

——百会

❋ **掐百会穴**

将右手半握拳，大拇指伸直，指尖放在百会穴上，适当用力掐0.5～1.0分钟。

功效：醒脑安神，镇静除烦。

❋ **按揉太阳穴**

将双手拇指指腹放在同侧太阳穴上，其余4指附于头部，适当用力按揉0.5～1.0分钟。

功效：通络止痛，清热除烦。

❋ **按揉曲池穴**

将一手拇指指腹放在对侧曲池穴上，由轻渐重地按揉0.5～1.0分钟，双手交替进行。

功效：疏风通络，镇静安神。

❋ **掐揉合谷穴**

将一手拇指指尖放在另一手的合谷穴上，其余4指附在掌心，适当用力掐揉0.5～1.0分钟，以有酸胀感为度，双手交替进行。

功效：疏风清热，开窍醒神。

❋ **掐人中穴**

人中穴位于鼻下沟的上中1/3交界处。将一手半握拳，拇指伸直，指尖放在人中穴上，适当用力掐压0.5～1.0分钟。

功效：开窍醒神，疏风清热。

❋ **掐十宣穴**

十宣穴位于双手十指尖端正中，距指甲约0.1寸处。用一手的拇指指甲和食指指甲，分别掐另一手的5个指头的指尖，每个指尖10~20秒钟。双手交替进行。

功效：开窍醒脑，清心泄热。

### ❋ 按揉足三里穴

将双手食指与中指相叠，中指指腹分别按在同侧足三里穴上，适当用力按揉0.5~1.0分钟。

功效：补脾和胃，调理气血。

### ❋ 合按内、外关穴

将一手中指和拇指指尖放在对侧的外关穴和内关穴上，两指对合用力按压0.5~1.0分钟。双手交替进行。

功效：安神镇静，和胃理气。

### ❋ 按揉劳宫穴

将一手拇指指腹放在对侧劳宫穴上，其余四指紧附手背，适当用力揉0.5~1.0分钟。双手交替进行。

功效：镇静安神，疏通心络。

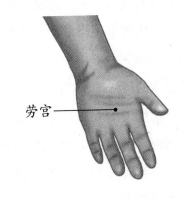

劳宫

最后需要说明的是，经络按摩对先兆中暑（高温下出现大汗、口渴、无力、头晕、眼花、耳鸣、恶心、心悸、注意力不集中、四肢发麻等，体温不超过38℃）及轻症中暑（上述症状加重，体温在38℃以上，出现面色潮红或苍白、大汗、皮肤湿冷、脉搏细弱、心率快、血压下降等症状）有较好的疗效，可以作为一种应急和预防措施。但对症状比较严重者，应立即送医院救治。

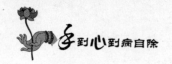
##  轻微落枕也可通过双手来解决问题

按照中医的说法，落枕是受风寒之邪侵袭，经络痹阻不通，或劳顿扭挫伤及血瘀气滞所造成的。一方面是由于睡眠姿势不当，枕头过高或过低，软、硬程度不当，使颈部肌肉痉挛疲劳，在睡眠中发生急性颈肌扭伤。另一方面就是睡眠时感受风寒所致。患者因在夜间睡眠时门窗打开被风吹袭而受凉，造成局部经络不通，气血运行不畅。

落枕现象相当常见，几乎每个人都遇到过，但是大多数人都认为这是个小问题，不用去治，过一两天自己就会好了。事实上并非如此，看似平常的落枕，也有可能引发重大疾病。

落枕的主要表现是颈肌痉挛，颈项僵硬。病情轻者一两天就可自行缓解；病情重者可拖延数日、周余不等，不仅妨碍正常的生活和工作，甚至可能引起颈椎自发性脱位、颈椎病等。对于老年人来说，引起的后果会更加严重。

落枕时，如果病情严重，须尽快去就诊，如果只是轻微落枕，则可自我按摩来缓解。只要不是颈椎病诱发的经常性落枕，就不用太紧张。可使用下面这几个小方法进行自我治疗：

（1）将左手或右手中、食、无名指并拢，在肩颈部疼痛处寻找压痛点，由轻到重按揉5分钟左右。可左右手交替进行。

（2）用拇指和食指拿捏左右风池穴、肩井穴各1~2分钟。

（3）手背第二三掌骨间，指掌关节后0.5寸处有个穴位叫落枕穴，以拇指或食指点按这里3~5分钟，待有酸胀感觉时再持续2~3分钟。

（4）用手指按住患侧的肌肉，头部先做左右转动，再做抬头低头运动，最后再做颈部环转运动。当转到某个角度出现疼痛时，手指立即按揉局部，头部继续转动。

（5）拇指点揉曲池、外关穴，拿揉上肢肌肉，重点按揉手三里，按揉时配合颈部主动运动。

（6）双手手指交叉，掌根抱住颈部，双掌根相对用力，捏挤颈部，并向上提起，反复10次，再用手掌在患部使用掌擦法操作20次。

经以上手法治疗后，患部疼痛可消除或减轻，若再配合局部热敷可能疗效更佳。

 **牙痛不用愁，八大穴位帮你解烦忧**

牙痛不是病，痛起来真要命！牙痛是牙齿和牙周疾病的常见症状，也是老年人的一个常见症状，不少老年人为牙痛而苦恼。

中医认为风火、风寒、胃热、虚火等皆可引起牙痛。而用自我按摩的手法，可缓解牙痛症状。

在做按摩以下穴位或部位前，取坐位或站位，全身放松，双眼平视微闭，呼吸调匀，静息1~2分钟。

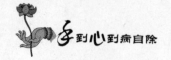

❋ **指掐合谷穴**

用拇指指尖，按于对侧合谷穴，其余4指置于掌心。适当用力由轻渐重掐压0.5~1.0分钟。

功效：疏风解表，活络镇痛。

❋ **按揉下关穴**

用双手中指或食指指腹，放于同侧面部下关穴，适当用力按揉0.5~1.0分钟。

功效：疏风清热，解痉止痛。

❋ **按压颊车穴**

用双手拇指指腹，放于同侧面部颊车穴，适当用力，由轻渐重按压0.5~1.0分钟。

功效：解痉止痛，活血消肿。

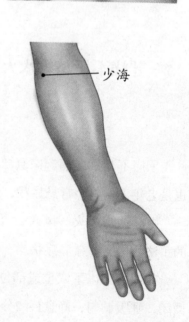

❋ **按揉风池穴**

用双手拇指指尖，分别放在同侧风池穴，其余四指附在头部两侧，适当用力按揉0.5~1.0分钟。

功效：祛风散寒，提神醒脑。

❋ **指掐少海穴**

用拇指指尖，放在对侧少海穴，适当用力掐0.5~1.0分钟。

功效：祛风散寒，通络止痛。

### ❋ 按揉阳溪穴

用拇指指腹，放在对侧阳溪穴，适当用力掐0.5～1.0分钟。

功效：通腑泻热，清热止痛。

### ❋ 掐牙痛穴

用拇指指尖放在对侧牙痛穴，适当用力掐0.5～1.0分钟。

功效：活血止痛，通络解痉。

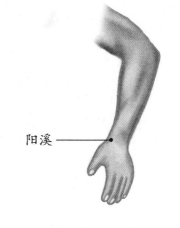

阳溪

### ❋ 揉按面颊部

用双手掌掌心，分别放在同侧面颊部，适当用力揉按0.5～1.0分钟，以面颊部发热为佳。

功效：活络散寒，缓痉止痛。

### ❋ 推行间穴

用一手拇指指腹放在对侧行间穴，适当用力上下推动0.5～1.0分钟。

功效：消肿止痛，通经活络。

自我按摩可在疼痛时操作。面部按摩时，用力可逐渐加重至有酸胀感窜至痛处为佳，以按摩患侧面部为主。肢体按摩可取双侧穴位。平时还应注意口腔卫生。

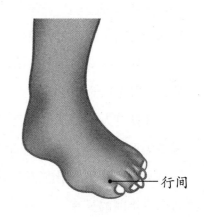

行间

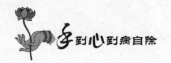

 # 三个穴位助你摆脱口臭的困扰

每一个爱美的人士都希望自己在和别人交谈口气清新甚至吐气如兰，以给对方留下一个好的影响，尤其对热恋中的男女来说，这尤其重要。可现实生活中，偏偏就有许多人为口臭所困扰，这令他们的社交生活乃至爱情生活常陷入尴尬之中。

口臭又称为口气，是指口腔内散发出一种难闻的气味。中医认为口臭是"胃热伤津，肠间燥结"造成的。

口臭在医学临床上一般可分为生理性和病理性两个大类。病理性口臭，一般包括器质性病变型和功能性病变型。

口臭首先是由于口腔疾病引起的，如牙龈炎、牙周炎、牙龈出血、牙槽溢脓，大量结石或积垢污物，或有食物嵌塞，残留食物经细菌分解发酵后产生的硫化氢和甲硫醇，使pH达到7.2，产生吲哚和氨类，因而产生难闻的臭味。

别小看口臭这小小的毛病，它会使女人（尤其是年轻女性）不敢与人近距离交往，从而产生自卑心理，影响正常的人际、情感交流，令人十分苦恼。

有些人，口臭较重，自己就可以闻到自己的口气臭秽；而有些人，通过他人的反应，才知道自己口臭。自测口气的方法：将左右两手掌合拢并收成封闭的碗状，包住嘴部及鼻头处，然后向聚拢的双掌中呼一口气后紧接着用鼻吸气，就可闻到自己口中的气味如何了。

下面来介绍一些可以治疗口臭的按摩疗法：

### ❈ 按压曲池穴

曲池穴在屈肘，肘横纹外端凹陷中。以拇指强力按压，有降解胃热的作用，可有效缓解口臭。

### ❈ 按压上巨虚穴

上巨虚穴在足三里穴下3寸，筋骨之间凹陷中。用拇指以强力按压，有促进消化功能的作用。

### ❈ 按压内庭穴

内庭穴在足背，第二三趾间的缝纹端。内庭穴与曲池穴一样，用拇指以强力按压，也有降解胃热的作用。

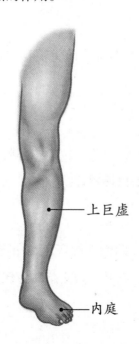

上巨虚

内庭

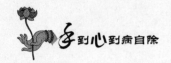

##  解决打嗝的几个按摩小技巧

从医学的角度严格来讲，打嗝并不是一种疾病。它只是人人都曾发生过的一种生理反射现象，通常发生一分或两三分钟就会平息，但也有持续不停的打嗝叫人承受不了。虽然如此，打嗝带给人的难受感觉仍让人心烦，而且打嗝现象又非常的普遍，是每个人生活中几乎都会遇到的，因此，下面为大家简单介绍几种制止打嗝的方法。

❀ **掐按中指**

分别用自己的左右手指，用力掐住中指顶部，一般过1～2分钟以后，打嗝即可被制止。

❀ **掐按内关穴**

用手指掐"内关穴"，此穴位于手掌腕第一横纹上下约2横指的两筋之间，其止打嗝的效果也比较好。

❀ **刮眉棱骨**

将双手的拇指压在两侧太阳穴上，用弯出的食指侧面从眉骨的内侧向外侧刮，稍稍用力，以微有酸痛感时为佳。

❋ **按压少商穴**

在打嗝发作时，用拇指按压少商穴，使酸痛感持续半分钟，打嗝即可停止。

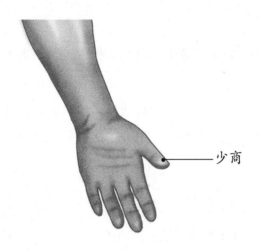

少商

 **治疗晕车的穴位有哪些**

很多人出行游玩时最怕的就是晕车，因颠簸引起头晕、头痛，甚至恶心、呕吐等症状，很大程度上影响了我们的身体和心情。除了提前吃晕车药还有没有别的方法，尤其是晕车药可能不管用的情况下应该怎么办呢？

中医认为晕车的病因病机为：上下气机不通，浊气不降，清气不升，心肺气虚。因此，穴位按摩原则为：补益心肺气虚，疏通气机，通降胃气。下面几个穴位便是治疗晕车的特效穴位：

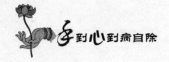

### ❋ 内关穴

内关穴位于手掌腕第一横纹正中上约2寸的地方，这个穴位通"心"，具有调节中枢神经的功能，按压内关穴是治晕车最常用的方法。

### ❋ 合谷穴

合谷穴位于人体的手背部位，第二掌骨中点，相当于第一掌骨的末端与第二掌骨基地部连线的中点，也就是老百姓常说的"虎口"处。合谷穴是养生大穴，对于晕车也有很好效果。按压此穴位可直接作用于胃肠，有非常好的缓解头晕及恶心、呕吐作用。

### ❋ 筑宾穴

筑宾穴位于足部胫骨内侧，从内脚踝向上约5个指腹处。可在乘坐交通工具前用拇指反复按压。本穴是预防晕动病的特效穴位。

筑宾

### ❋ 百会穴

百会穴位于头顶连接两耳直线与眉间中心直线的交点处。左右拇指按压此穴，能抑制晕动时的心绪不宁。

### ❋ 天柱穴

天柱穴位于后颈部发际的两条粗肌肉外侧的凹陷处。双手拇指抵压此穴，也可抑制心神不宁及其他不适症状。

天柱 ———   ——— 天柱

### ❋ 窍阴穴

窍阴穴位于头侧部两耳后方，挺直上半身，用力按压左右穴，对改善晕动症状很有效。

### ❋ 鸠尾穴

鸠尾穴位于胸骨最下方胸骨剑突下方1横指（大拇指的宽度为一横指），身体前中心线之上。只要一边吐气一边按压此处6秒钟，如此重复10次便能调整胃的功能，不再有欲吐的感觉。

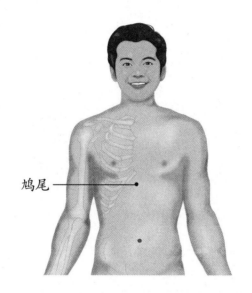

鸠尾

### ❋ 足三里穴

足三里穴为足阳明胃经上的重点穴位，按摩这个穴位可起到通降胃气、疏泄浊气的作用，浊气降则清气升，头晕恶心呕吐的感觉自然会停止。

# 第二章

# 自我按摩强体质，功效神奇的人体特效穴位

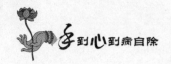

 **吃好不吃药，让你始终保持好胃口的然谷穴**

现实生活中，有很多人在伤心、生气、紧张或患病的时候都不想吃东西，感觉不到一点饿。另外，还有一些人，特别是一些女性朋友，为了减肥而强制节食，因此而造成厌食症，这都属于病理反应。因为在身体需要饮食的时候，脾胃功能往往很弱，胃气消耗也往往比平时更大。越不吃，脾胃就越没有东西可以运化成气血，身体就会更受损，那么，该怎么办呢？

最好的办法是让人马上产生饥饿感。有了饥饿感，就说明肠胃已开始恢复了正常功能。而按摩然谷穴就是一个非常好的办法。

在我们的脚内侧，足弓弓背中部靠前的位置，可以摸到一个骨节缝隙，这就是然谷穴。"然"字就是"燃"的本字。谷，表示这个穴的位置在足内踝前起大骨间，这个位置，精气埋藏得特别深。所以叫"然谷"，也是有火在人体深深的溪谷中燃烧的意思。这是古人所给出的这个穴道的意思。也有些中医学专家认为，然谷就是"燃谷"，还有"燃烧谷物"的意思。就是说，这个穴道是消化食物的要穴。所以，按摩然谷穴，可以很快使你产生饥饿感；此外，还能治疗过度饮食后的不适以及因减肥而造成的节食症，可以说具有双向调节的功能，每天都坚持按摩然谷穴，可以让你的肠胃一直保持正常的敏感和活力。

当然，按摩然谷穴也是有学问的：第一步就是准确地找到穴位，用大拇指用力往下按，按下去后再马上放松。当大拇指按下去的时候，穴位周围乃至整个腿部的肾经上都会有强烈的酸胀感，但随着手指的放松，酸胀感会马上消退。等酸胀感消退后，再按上面的方法按，如此重复10～20次（到底是10次还是20次呢？这就要看是否按到火候了。当您感觉酸胀感越来越难以退去，最后再也不退的时候，火候就算到了）。双脚的然谷穴都要按。如果是自己给自己做，则两个穴位可以同时进行。

之所以要用这种手法，其原理在于：按照中医经络学的说法，强烈的、快速的刺激为泻，柔和的、缓慢的刺激为补。一个穴位，选择用补法或用泻法进行按摩，其所导致的效果是不一样的，甚至相反。我们对然谷这个穴，用的就是泻法。要把这个手法做对，才有明显的效果，不然，如果只是随便按一按，揉一揉，效果虽说仍然会有，但就要大打折扣了。

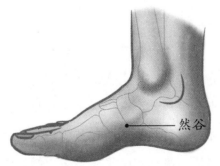

然谷

按照上面的手法按摩完然谷穴后，我们就会很快地感到嘴里的唾液腺兴奋，唾液分泌得多了。大约20分钟后，就会产生比较明显的饥饿感。这时候，可以吃东西了。但是，一定要记住，千万不要暴饮暴食，吃到七分饱就可以了。平常体弱多病的人要尤为注意，"过犹不及"，任何事情都不可过度，做人做事是这样子，经络养生也是如此！

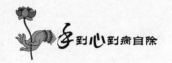

 ## 防治风邪入侵的风府穴

　　风府为督脉、足太阳膀胱经与阳维交汇之地，可治各种急重症，在人体穴位中占据着极其重要的地位，尤其对各种风症均有独特的疗效。

　　在我们的后脑正下方可以摸到一处凹陷，这就是"风府"穴了，这个地方是脑部最薄弱的地方之一。风邪侵入人体，通常就是从此而入。在人体的奇经八脉中，督脉总督一身的阳气，而风府在督脉最敏感的地方，因此，如果风邪从此而入，首先就会对人体的阳气造成伤害，使人出现恶寒、发热、头痛等症状。

　　这里需要指出的是，除了风府穴外，人体还有两个易受风邪入侵的穴位。一个是风池穴，它的位置在风府穴两侧两寸许，这两处各有一凹陷，就像两个池子，故得名"风池"穴，因为它在足少阳胆经上，所以风邪一旦从风池进入人体，就往往会带来口苦、目眩等与肝胆相关的症状。另一个穴位是"风门"，顾名思义，就是风之门，它在膀胱经上，人体第2颈椎下两旁各1.5寸处，又名热府，不但是风邪的入口，而且是寒、湿、热等各种邪气入侵人体的门户，异常紧要。

　　正是因为我们身上有风府、风池、风门这三大易受风邪侵入的穴位，所以才有"神仙也怕脑后风"的说法，当"虚邪贼风"从脑后偷袭、侵入人体的时候，轻则引起伤风感冒，重则可致中风瘫痪。

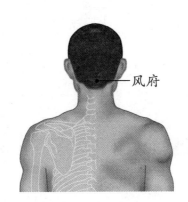

风府

所以，在日常生活中，我们一定要保护好这三个穴位，尽量不要让其遭受风邪的入侵，尤其是在夏天吹空调的时候，尽量不要让冷风吹及这三个穴位。

最后，我们再来看看风池穴的作用。风池穴主治各种风症：

其一，外风所致如伤风、头痛、恶寒发热等，可取风府穴祛风散寒清热。且常与风池相互为用，提高疗效。《伤寒论》中说："太阳病初服桂枝汤，反烦不解者，先刺风池、风府，却与桂枝汤则愈。"中医针灸名作《席弘赋》中说："风府、风池寻得到，伤寒百病一时消。"《通玄指要赋》中说："风伤项急，始求于风府。"因此，外感病无论风寒、风热，风府是有效的首选穴位。

其二，内风所致的中风神昏不语、偏瘫或四肢抽搐，甚至角弓反张、癫痫等症，可选风府，或亦可与哑门穴交替使用。如神昏，则可配人中、百会以醒神开窍，清热熄风；失语者则加廉泉、通里以利喉舌开音；四肢抽搐者配太冲穴；角弓反张者配大椎穴。

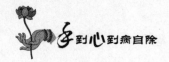

##  既提神又治病的人体大穴——百会穴

百会穴在头部正中线上，两耳尖连线的中点处。百会穴位于头顶凹陷处，古人云此穴可容豆。简易取穴时，可将双手的拇指插入耳洞，其余4指垂直向上，双手的中指在头顶会合，两指尖所指的位置即是。

百会穴深处即为脑之所在，且其所属的督脉又归属于脑。可见，百会穴与脑密切联系，是调节大脑功能的要穴。现代研究证明，针刺百会穴能够使脑细胞得到一定恢复，对大脑皮层的中枢神经有良好的调节作用，并能改善细胞中的血流量，从而起到通络止痛的效果。

祖国传统医学认为，生命运动的主要表现形式为气血的流通，尤其是健康的机体，非常需要阳气向四周的发散，向上的提升，一旦这种功能失调或产生紊乱，就会引起气血的阻滞。因此百会穴周围，如果出现肿胀、疼痛等异常时，说明体内的气血运行遇到了障碍。由于"头为诸阳之会"，百会穴又位于人体巅顶之上，是体内多条阳经和阳气会聚之处，所以平时按压百会穴，能提升体内的阳气，维持阴阳的平衡，有助于人的养生保健、疾病预防，古代医学典籍《针灸资生经》上说，百会穴"百病皆主"，意思就是什么病都能治。另外，急救时，按压百会穴，则可平肝熄风、清热开窍，救人于危难。

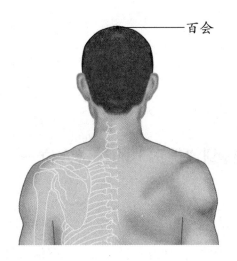

百会

## ❈ 指压小贴士

指压时，可采取端坐或平躺的姿势，然后以拇指向下按压百会穴。若需要给予兴奋的刺激，可以急速、间歇性手法敲打点压百会穴；若需要宁静时，可以缓慢、持续性的手法在百会穴上轻柔压迫。

## ❈ 增强疗效全攻略

刮痧：刮痧时，则可用刮痧板，从前向后刮拭百会穴，直至局部组织稍稍发热即可。

艾灸：可将中药店买来的烟卷式艾炷，对着百会穴灸3~5分钟。

梳头：每天晨起或空闲时，可用木梳对着头顶部梳上十余遍，即可起到刺激大脑、促进头皮血液循环和新陈代谢的作用。

按摩：使用按摩手法时，可用手掌紧贴百会穴，先顺时针旋转20圈，然后再换以逆时针旋转20圈。

叩击：指压时，若需要较强刺激量，可将口微微张开，全身放松，单手握拳有节奏地敲击百会穴，这要比单纯的按压效果更好。

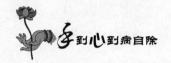

 ## 能帮助你得到"性福"的神奇穴位——关元穴

关元穴位于脐下3寸处，过去也叫玄关。它就像人身体的一个阀门，将人体元气关在体内不泄漏，是男子藏精、女子蓄血之处，是人身上元阴、元阳的交关之处，也是元气的关隘，所以叫"关元"，是我们固气保健的要穴。通过对这个穴进行艾灸，能使人的元气源源不绝，所以，关元既是长寿穴，又是"性福"穴。我们用这个穴的时候，可以用艾条灸，也可以用手按压，这两种方法都可以使你在享受"性福"的同时健康长寿。

我们的先祖们在养生中特别看重这个穴位，认为这就是炼长生不老丹的最佳位置，将之称为丹田。这像种庄稼需要田地一样，这个位置就是种"丹"的田地。一说"丹"，朋友们一定会觉得挺神秘的，如果我们将"丹"理解成"元气"，理解成一种"能量"就容易明白了。那么关元穴就相当于是储存能量的能量库。

传说，南宋有个江洋大盗王超，得一高人指点，在每年夏秋之交，用艾条施灸关元穴千炷，久而久之，其人冬不怕冷夏不怕热，几日不吃饭也不觉得饿，脐下总像有团火一样。当这个江洋大盗王超被捕后，因罪行重大被判处死刑，结果，行刑后剖开他的腹脘之处，发现有一非肉非骨之物，若坚石，这个东西就是用艾火灸出来的。

王超被处死是罪有应得的，但在古代大医的眼里，关元穴真的很神奇！因为它至少有两个作用，一是让人健康长寿，是能让人保持旺盛的性能力。

艾灸关元穴对培补元气功效卓越，当你元气充盈时，相当于激活了你的自愈程序，元气就会主动寻找你的病灶，出现元气在体内通窜而攻伐病灶的现象。这时有些症状好像有病情加重的感觉，你不用害怕，这其实就是养生家所说的气攻病灶现象，是人体的自愈系统在发生作用，只要坚持数日，不久健康又会回到你身边。所以艾灸关元穴还能治疗某些难症、恶症，如胃溃疡、溃疡性结肠炎、胃癌、肝癌和其他恶性肿瘤等。病是邪气，元气是正气。邪不压正这个成语就是说：只要正气充盈，病邪之气就会很快逃之夭夭。

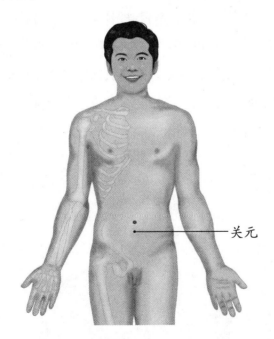

关元

对关元穴施灸最好的时机在每年秋夏之交，7月底到9月中旬，隔日灸1次，每次15～30分钟，每月10次。冬春除特殊原因尽量不要去灸它。

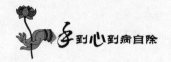

此外，睡前将双手搓热，用手掌的劳宫对准关元，意守此处，慢慢入睡，也是很好的保健方法。劳宫穴是心包经上的大穴，属火，关元穴是小肠经的大穴，也属火，用心经与小肠经的火来温补任脉之阴，可以收到阴阳相济之功。

## 多按摩大杼穴可摆脱颈椎之苦

大杼穴位于人体的背部，第1胸椎棘突下，旁开1.5寸处。

一般来说，大杼穴相对于我们前面所讲的穴位，重要性有所不如。但是，随着社会的发展，有很多人或长期处于空调环境里，或久坐办公室工作，或长期使用电脑，或长时间熬夜，颈肩部很容易疼痛、僵硬，导致颈椎病的发生。在这种情况下，大杼穴就变得非常有用了。

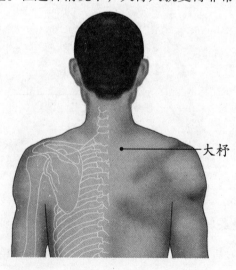

大杼

而对于老年人来说，颈椎病也是一种常见病，尤其是那些年纪虽然大了，但依然奋战在第一线的老年人，更容易得颈椎病。

有些颈椎病前期的患者，颈肩部虽然还没有出现明显的疼痛僵直，但会感到脖子不舒服、发胀、发酸，这时触及大杼穴也会有较明显的压痛。这是因为，不当的姿势、过度的紧张使颈肩部的督脉、足太阳膀胱经脉气受阻，大杼穴就容易气血不通。同时，姿势不良对脊柱骨质产生压力，时间久了，产生骨质增生，也会加重大杼穴气血瘀阻的状况。

所以说，保持大杼穴气血畅通，颈肩部经脉气血的流通就有了保证，颈椎病的症状也就能得到改善。

在开始感觉到颈部酸痛、肩部不适的时候，经常按摩、揉擦大杼穴，沿着大杼穴上下拍打，每天抽时间做2～3次，每次10分钟，可以促进气血的畅通，避免在大杼穴形成气血的瘀阻。按摩大杼穴时会觉得酸痛感比较明显，但按摩之后会觉得舒服。

此外，每天用梅花针敲打大杼穴一带3～5次，每次5分钟，也会收到较好的效果。疼痛持续出现时，还可以在梅花针轻度敲打后在穴位处拔火罐5～10分钟。在这一阶段应该避免过度紧张，避免长时间的坐姿和长时间的眼睛疲劳，这样的自我保健可以使颈椎病免于继续发展，趋向好转。

如果颈椎病已经形成，出现明显的颈肩背部疼痛时，此时，仅靠按摩或用梅花针刺激大杼穴就不够了，还需要配合风池、肩井、外关等穴位，用按摩、梅花针敲打以及拔火罐的方法进行自我保健。平时要放松身心，睡眠充足，避免长时间疲劳等，这样，对治疗颈椎病还是会有一定程度的疗效，同时也能够控制颈背部的疼痛，保证生活质量。

但如果颈肩背部疼痛加重，甚至手臂麻木、疼痛、酸软无力，或出现头晕的症状，这时就应该到医院就诊，按照疗程进行规律的针灸、砭

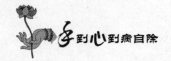

石治疗。

　　需要注意的是，急性的颈肩疼痛，伴有颈肩肌肉的肿胀的，则不可强力刺激大杼穴，以免加重肌肉的肿胀，使疼痛更严重。只可以用梅花针轻刺激穴位一带，促进穴位微循环好转。

 ## 需要用心对待的两大长寿要穴，
## 　　　炼活"神阙"护"命门"

　　神阙穴就是人们常说的肚脐。人体先天的强弱与此穴密切相关。神阙穴还是调整脏腑、平衡阴阳的枢纽，经常按摩神阙穴能调和脾胃、益气养血、复苏固脱，具有良好的养生保健作用。

　　神阙穴是人体生命最隐秘最关键的要害穴窍，是人体的长寿大穴。前方的神阙（肚脐），为任脉上的阳穴，是人体元气的根本；后方的命门（在后腰与神阙相对的地方），为督脉上的阳穴，是人体的生命之门。所以，拍打这两个要穴，可以通行气血，调和阴阳，激活人体的元阴元阳，祛病强身。

　　神阙穴与人体生命活动密切相关。我们知道，母体中的胎儿是靠胎盘来呼吸的，属先天真息。婴儿脱体后，脐带即被切断，先天呼吸中止，后天肺呼吸开始。而脐带、胎盘则紧连在脐中，所以，没有神阙，生命将不复存在。人体一旦启动胎息功能，就犹如给人体建立了一座保健站和能源供应站，人体的百脉气血就能随时得以自动调节，人体也就健康无病，青春不老。经常对神阙穴进行锻炼，可使人体真气充盈、精神饱满、体力充沛、腰肌强壮、面色红润、耳聪目明、轻身延年。并对腹痛肠鸣、水肿膨胀、泻痢脱肛、中风脱症等有独特的疗效。

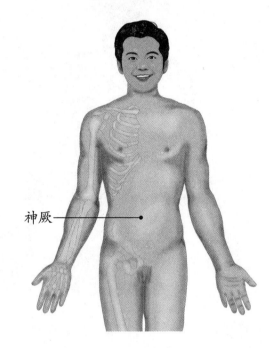

神阙穴的保健方法有三。其一是揉转法：每晚睡前空腹，将双手搓热，双手左下右上叠放于肚脐，顺时针揉转（女子相反），每次360下。其二是聚气法：端坐，放松，微闭眼，用右手对着神阙空转，意念将宇宙中的真气能量向脐中聚集，以感觉温热为度。其三是意守法：放松，盘坐，闭目，去除杂念，意念注于神阙，每次半小时以上，久之则凝神入气穴，穴中真气产生，胎息则慢慢启动。

命门穴与神阙穴相平行，亦是人体的长寿大穴。命门的功能包括肾阴和肾阳两个方面的作用。现代医学研究表明，命门之火就是人体阳气，从临床看，命门火衰的病与肾阳不足证多属一致。补命门的药物又多具有补肾阳的作用。

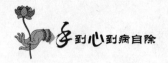

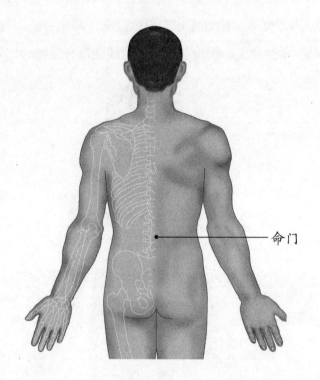

命门

经常擦命门穴可强肾固本，温肾壮阳，强腰膝固肾气，延缓人体衰老。疏通督脉上的气滞点，加强与任脉的联系，促进真气在任督二脉上的运行。并能治疗阳痿、遗精、腰痛、肾寒阳衰、行走无力、四肢困乏、腿部浮肿、耳部疾病等症。

命门穴的锻炼方法有二。其一是用掌擦命门穴及两肾，以感觉发热发烫为度，然后将两掌搓热捂住两肾，意念守住命门穴约10分钟即可。其二是采阳消阴法：方法是背部对着太阳，用意念将太阳的光和热源源不断地输入命门穴，心意必须内注命门，时间约15分钟。

另外，我们上文说过，命门穴和神阙穴在人体上是相互对应的，一为督脉上的阳穴，一为任脉上的阳穴，同时打这两个要穴，可以通行气血，调和阴阳，激活人体的元阴元阳，祛病强身。所以，命门穴可以配合神阙穴一起拍打。

最初的时候，可以先用一只手拍打神阙，然后，再用手拍打命门。分开来拍打，以舒畅为度，就这么简单。

当然，熟练的时候，也可以变着花样来，甚至可以左右手轮流拍打神阙和命门。

比如：先把右手手掌按在肚脐眼上，左手按在命门穴上，接着，上身右转，带动两手甩动，右手往后甩，去拍命门；同时左手往前甩，去拍神阙。手掌拍下，马上随着身子的左转而弹起，右手往前甩拍神阙，左手往后甩拍命门。如此来回重复。不过，没有必要拘泥于形式，拍打熟练了，自然而然就能找到适合自己的拍打方法。

熟能生巧，养生也不例外，当你越练越自然，你就会把初看起来像是体育锻炼的方法，上升到健康养生的高度。

 ## 点燃"情"火、提升"性"致的爱穴有哪些

经过前文的描述，我们已经知道，人的身体穴位很多，这些穴道对身体健康有着举足轻重的作用，但很多人不一定知道，一些穴道对性爱也有着很大的辅助作用，掌握这些穴道和技巧，会让你的性生活更加美满。

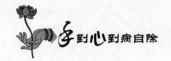

❀ **角孙穴**

角孙穴位于人体的头部，折耳廓向前，当耳尖直上入发际处。正坐或侧伏，以耳翼向前方折曲，当耳翼尖所指之发际处。若以手按着使口能合，其处牵动者取穴。

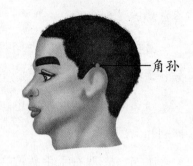

角孙

❀ **中府穴**

中府穴位于胸前壁的外上方，云门穴下1寸，前正中线旁开6寸，平第1肋间隙处。

一般来说都是用舌头来对这里进行爱抚。自颈部根处延伸到锁骨的联机上，用大拇指缓慢地揉搓。可以用舌头不时轻轻地舔着，或者是用牙齿轻咬也成。

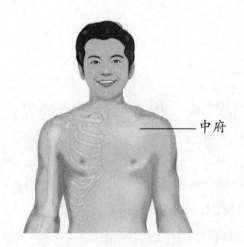

中府

❀ **乳根穴**

乳根穴位于人体的胸部，相当乳头直下，乳房根部，约第5肋间隙，距前正中线4寸。

爱抚女性乳房时，要从下往上方推压，无论是用揉的，或是由下往上推抚，效果都很好。同时搭配触摸乳头的话，就可以达到前戏的目的。

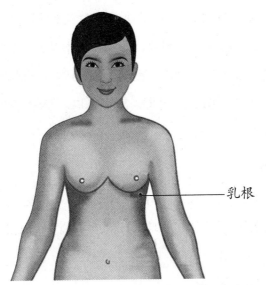

乳根

### ❋ 居髎穴

居髎穴位于肚脐与髂骨之间，比耻丘的位置还要再下面一点。

沿着髂骨和耻丘两部位所连成的线施以指压。不过指压的方式不是用力往下压，而是用手指轻轻地搓揉，如此效果才会好。

### ❋ 大巨穴

大巨穴位于下腹部，当脐中下2寸，距前正中线2寸。

按摩这个穴道可以促进女性身体的血液循环，使她的身体逐渐燃起兴奋的欲火。

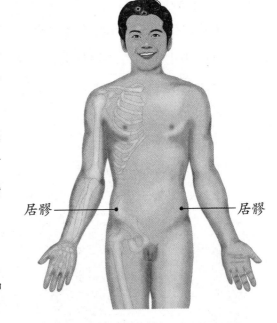

居髎

居髎

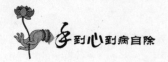

### ❈ 天柱穴

天柱穴位于枕骨正下方凹处，也就是颈脖子处有一块突起的肌肉（斜方肌），此肌肉外侧凹处，后发际正中旁开约1寸左右即是此穴。

在使用拇指按摩此处的同时，轻轻地碰触、磨蹭也能充分达到前戏的效果。当然，不用手而用舌头舔也可以。这个穴道对于整天坐办公桌的女性最有效。

### ❈ 膻中穴

膻中穴位置在两个乳房中间（乳沟），心窝之上。

用拇指按压"膻中"穴时，按到女方眉头稍微皱起即可。有丰乳的功用。

### ❈ 膈俞穴

膈俞穴在背部，当第7胸椎棘突下，旁开1.5寸。

可以用指压的方式促使血液流通之外，也可以用指甲表面轻抚此穴，指压这个穴位对那些三围不甚理想的女人最有效。

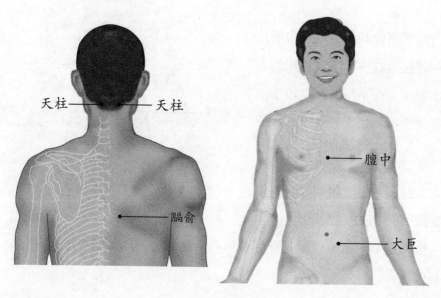

天柱 —— 天柱

膈俞

膻中

大巨

### ❀ 次髎、下髎、上髎三穴

次髎穴位于脊椎骨之上，从骨盆向上算约三个指头宽的地方。基本的指压方式是用拇指轻压，并做小幅度旋转。如果在指压的同时揉捻乳头的话，就能让快感散布到女性全身。再者，由"次髎"往下数约三个指头宽，又有一个名为"下髎"的穴道；从"下髎"再往上算三个指头宽，还有一个"上髎"穴。"下髎"穴连同臀部一起刺激效果最好，"上髎"穴则对性感带发达的丰满女性最有效。要想让性的感觉更加亢奋，就必须搭配一连串的指压技巧。

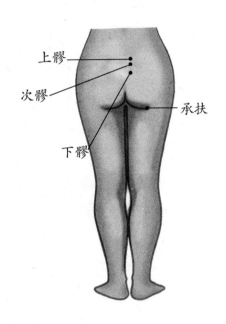

### ❀ 承扶穴

承扶穴位于大腿后面，臀下横纹的中点。

这里是性感带更为密集的地方，由于这个地方对于痛觉相对迟钝，所以指压时也必须用力些。由于和性器连接的坐骨神经，正巧位于左右"承扶"穴和尾椎之间，因此也有人借着刺激这里来治疗性冷淡。对这个穴位施以指压的话，可以强化括约肌的收缩力，也可以增加性器的敏感度；所以对"承扶"穴的指压是很重要的。

### ❀ 涌泉穴

我们已经多次提到这个穴道，事实上，它不仅有保健养生的功效，也可以助"性"，需要注意的是，以助"性"为目的时，就不需要这么用力，反倒要以轻柔的碰触为主。由于这里有重要的神经干通过，所以

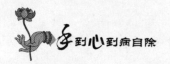

用手指轻抚或用舌头舔，都会让女性获得实时且敏锐的快感。

### ❋ 大敦穴

大敦穴位于大拇指（靠第2趾一侧）甲根边缘约2毫米处。

和性交有极大关联的神经干正通过此处，因此这是一处绝佳的性感带。以指压的方式为主要手段，压的时候要稍微用力一点，有时再辅以舌头舔抚，如此可以让女性得到快感。

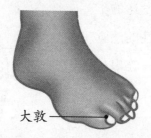

大敦

### ❋ 委中穴

由于与性器连接的神经支干有延伸至此处，所以即使只用手指轻轻抚压，也能提高女性的性亢奋度。

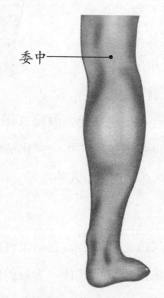

委中

## 养生抗衰老，生命的泉眼——涌泉穴

涌泉穴位于足底，在足掌的前三分之一处，屈趾时的凹陷处便是。

涌泉穴是人体的"长寿穴"之一。俗话说："若要人安乐，涌泉常温暖。"据统计，推搓涌泉穴疗法可以防治哮喘、腰腿酸软无力、失眠多梦、神经衰弱、头晕、头痛、高血压、耳聋、耳鸣、大便秘结等50余种疾病。所以，涌泉穴与人体生命息息相关。

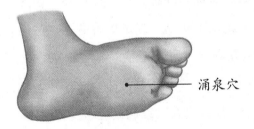

涌泉穴

涌泉，顾名思义就是水如涌泉。据现代人体科学研究表明，人体穴位的分布结构独特，功用玄妙。人体肩上有一"肩井"穴，与足底涌泉穴形成一条直线，二穴是有"井"有"水"的上下呼应，从"井"上可俯视到"泉水"。有水则能生气，涌泉如山环水抱中的水抱之源，给人体形成一个强大的气场，维持着人体的生命活动。

经常按摩涌泉穴，有增精益髓、补肾壮阳、强筋壮骨之功。祖国医学

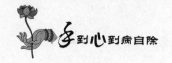

认为：肾是主管生长发育和生殖的重要脏器，肾精充足就能发育正常，耳聪目明，头脑清醒，思维敏捷，头发乌亮，性功能强盛。反之，若肾虚精少，则记忆减退，腰膝酸软，行走艰难，性能力低下，未老先衰。

涌泉穴养生法由来已久，至宋代已广为盛行。在《苏东坡文集》中就有这样的记载：闽广地区很多人染有瘴气（疟疾），有个武将却多年安然无恙，面色红润，腰腿轻快，后来人们发现，他每日五更起坐，两足相对，热摩涌泉穴无数次，以汗出为度。之后，很多人仿效此法，不仅很少得病，而且有多年痼疾的人也不治而愈。

涌泉穴养生治病的方法很多，现简介如下：

## ❋ 按摩涌泉法

按摩涌泉法是防病保健的常用方法，古今医家历来都非常重视。主要方法如：

（1）擦涌泉穴。我国清代第一部外治专著《急救广生集》说："擦足，每晚上床时，用珠算握趾，一手擦足心，如多至千数，少至百数，觉足心热，将足趾微微转动，二足更番摩擦。盖涌泉穴在两足心内，摩热睡下，最能固精融血，康健延寿，益人之功甚多。"

（2）按涌泉法。用拇指的指腹垂直按压足心涌泉穴，按下片刻后再提起，一按一放，反复进行，以病人能耐受为度。

（3）揉涌泉法。用拇指或食指或中指指端放于足心涌泉穴处，来回按揉，每足心揉100次为宜。常用此法能疏通心肾，调整内脏功能；可预防感冒，降低血压，治眩晕、失眠；又可使中老年人步履轻捷、足胫强健，并可促进睡眠，使大小便通畅。

## ❋ 火烘涌泉法

用中药川乌（或草乌）100克，樟脑10克，共研为细末，用醋调制成弹子大小，置于足心，足下放微火烘烤，温度以人能耐受为度，用衣被围住身体，使汗出如涎，即生效。此法可治足、膝等关节风湿疼痛。《串雅外编》亦载："脚气肿痛，樟脑二两，乌头一两，为末，醋和丸弹子大，每置于足心踏之，下以微火烘之，衣被围盖，汗出如涎为效。"

### ❈ 灸涌泉穴法

宋代《扁鹊心书》指出："涌泉二穴，在足心宛中，治长年脚气肿痛，或脚心连胫骨痛，或下肢腿肿，沉重少力。"用艾条或艾柱灸涌泉穴20～30分钟，每晚临睡前灸1次即可。灸足心法可以治疗多种病症，尤其对虚寒证效果更好，但阴虚火旺证不宜用此法。

### ❈ 足心涂药法

将药物研末后，用适当的液体将药末调成稠汁状（或直接选用油脂类药物），将药膏涂于涌泉穴。此法既可发挥药物作用，也可通过涂擦对足心起刺激作用，因而应用时宜反复涂擦。足心涂药法在古代较为常用，如《千金方》即载：用"五物甘草生摩膏方"涂摩小儿的手足心，可防病保健。

### ❈ 涌泉贴膏法

在《清太医院配方》一书中，载有"延年涌泉膏"之防病保健方：药用杜仲、牛膝、熟地、附子、续断、甘草各60克，生地、小茴香、菟丝子、天麻子各15克，雄黄、木香、丁香、乳香、没药各6克，麝香0.6克。用香油1500克，将所列杜仲至木香等前12种药熬枯去渣，入铅丹收膏，再加入丁香、乳香、没药、麝香等搅拌成膏，制成膏贴。据载：此膏可治先天不足，后天亏损，骨痿身瘦，阳气虚弱；以至腠理不密，易

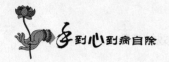

受风寒，诸多疾病皆可治。若常贴涌泉穴，兼贴肾俞、关元穴，不但终身永无寒湿、脚气、瘫痪之症，而且能防病保健，延年益寿，用处是非常大的。

### ❋ 意守涌泉法

此为气功锻炼的一种方法。意守时，可采取站立位，也可采取卧位，将全身放松，去除杂念，双目微闭，舌抵上腭，将意念放于足心涌泉穴处，时间可由短到长，每次可意守30分钟左右，也可根据个人不同情况将时间缩短或延长。每天1～3次。意守足心法一般不会出偏差，对体弱多病或上热下寒者最为适宜。本法多与按摩足心法配合应用，有强身健体，延年益寿之功。

第三章

女人的美容养颜就掌握在她自己的双手中

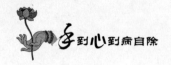

##  美容经络养颜的七大基本原则

经络美容养颜不是一件简单的事情，首先要选择好局部取穴、邻近取穴、远道取穴所用的穴位和部位，其次，要确定好所用的手法，手法的正确与否极大程度地影响着经络美容的效果。那么，这里面是否有什么规律可循呢？一般而言，在操作时须注意以下这些方面：

### ❈ 一、自上而下，先左后右

有时候，需要按摩的部位和穴位往往比较多，有头面部的，也有胸腹部的，还有上肢或下肢的，制定好按摩顺序既可使按摩者忙而不乱，不至于遗漏该按摩的部位和穴位，又可使被按摩者能很快适应，而且感觉舒适，不至于因为被按摩者"东抓一下，西捏一下"而引起不愉快。按摩顺序一般可采取头面——胸腹——肩背——腰骶——上肢——下肢的顺序。从头面而言，先按摩局部穴位，再按摩邻近穴位，按照自上而下，先左后右，从前到后的按摩原则循序渐进地进行按摩。当然，按摩时可以根据具体情况作相应的调整。如无胸腹部的穴位，则可直接按摩肩背部的穴位。也可先按摩上肢或下肢，再按摩胸腹部或其他部位。总之，"有序"才是关键。

### ❄ 二、用力先轻后重

按摩时用力要先轻后重。先轻，是为了有个适应的过程，同时可以观察自身的耐受力；后重，是为了取得"得气"的感觉，以确保按摩的效果。先轻后重，可以根据身体的反应，随时调整按摩的强度和手法。

这里需要说明一下，所谓"得气"，是中医经络学的术语，是指当按摩穴位时产生的特殊感觉和反应，得气的标志是身体有酸、麻、胀、重的感觉，有时还可以出现凉、热、痒、触电、蚁行、水波等感觉，如果是有另一方进行按摩，则按摩者的手下有沉、紧、涩、滞的感觉。

### ❄ 三、移动宜慢不宜快

移动慢则手法柔和，力度容易均匀。若移动太快，手法势必生硬粗暴，轻则不能耐受，重则会产生不良反应，所以古代医学家告诫说："法也不可乱施，若元气素弱，一旦被伤，势已难支，设手法再误，则万难挽回矣，此所以尤当审慎者也。"

### ❄ 四、头面穴位用力宜轻

头面部肌肉薄弱，且感觉比较敏感，按摩时用力宜轻，而四肢、腰臀部肌肉丰厚，而且必须深按、重按，方能"得气"，所以用力须稍重。当然，头面用力宜轻的前提也是必须"得气"，否则用力太轻，无法"得气"，那就劳而无功了。

### ❄ 五、胖人用力略重

胖人皮下脂肪层较厚，对压力有缓冲的作用，相对来说，用力可略重一些。当然，胖人中经络特别敏感的人又当区别对待，总之，以"得气"为要。

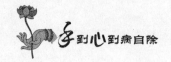
### ❋ 六、手法决定力度

采取何种手法与所需的力度有关。我们在中学的物理中就已经学过，压力与着力的面积成反比，也就是说，相同的压力，着力的面积小，则刺激强度大；着力的面积大，则刺激强度反而小。如按法、揉法，所用的力度较大，但产生的刺激强度并不大。而掐法、点法，所用的力度并不大，但产生的刺激却非常强烈。即使是同一手法，如按法中的掌按法与指按法，揉法中的掌揉法与指揉法，所用的力度和所产生的刺激强度都会有所不同。

### ❋ 七、手宜温暖、清洁

按摩前先将双手用温水洗净，以使双手清洁、温暖。如双手已经清洁，也可将双手相合，快速搓动发热，使双手温暖。尤其是在冬天，要注意双手的温暖，以免被按摩者突然受到冷手的刺激而引起反感。

在每一次按摩结束后均应洗手，以防止交叉感染。

 **用双手留住一头乌黑亮丽的秀发**

每个爱美的女人都希望拥有一头乌黑亮丽的秀发。

在正常情况下，一个人每天都有头发脱落，同时又有新的头发在生长，脱落和生长的头发数量大致相等。如果新生的头发生长数量少于脱落的头发，就会使头发的新陈代谢失去平衡，出现头发逐渐稀少甚至秃头的现象。

爱美的女性，如果出现这种情况该怎么办呢？求医问药当然是最好的选择，但是，如果能掌握一定的经络疗法，也可起到非常积极的作用。针对上述这种现象，应该采取怎样的经络疗法呢？

（1）用1支20毫升的维生素$B_1$液洒在头上，用右手5指从前额神庭穴向后梳到后发际哑门穴，共梳36次，然后用左手和右手的五指分别梳头部两侧，各梳36次。

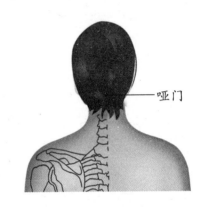

哑门

（2）5指合拢扣打百会穴54次。

（3）两拇指分别点振两侧的翳风、翳明、风池等穴3次，每次10秒。

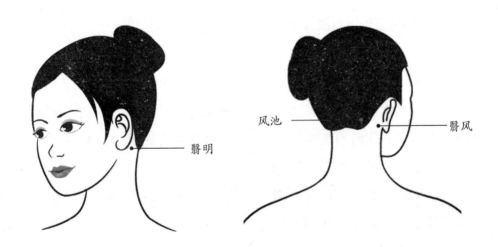

翳明

风池

翳风

（4）用拇指压揉三阴交穴15秒。压拨5次，压振3次，每次10秒。用掌心劳宫穴按压在脱发处或头发稀疏处，振额5次，每次持续10秒。

（5）以食指点揉百会、四神聪穴，旋转式点揉，分别沿顺时针、逆

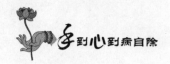

时针方向各揉120次，点揉时力度由轻到重，速度由慢到快。然后五指微屈，用指尖轻叩头部100次。

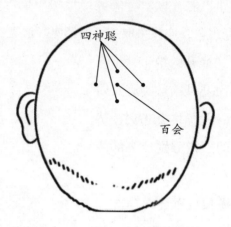

（6）以一手扶前额，另一手拇指与食指拿揉风池、生发穴各120次，手法由轻到重。

（7）以拇指分别点按双侧肾俞穴120次。

防治头发脱落是基本的美容要求，再进一步，就是乌发润发了，乌发润发是指改善须发黄灰白、干枯无泽的状况，使之黑亮。人到四五十岁后，头发会渐渐斑白，此为正常生理现象，无须治疗，但有些女性才到中年，甚至青年时期就出现白发，有的出现毛发萎黄、枯黄、灰白，这是不正常的。如何改变这种不正常呢？

（1）指梳头发。两手五指微屈，以十指指端从前发际起，经头顶向后发际推进。反复操作20～40次。

（2）按压头皮。两手手指自然张开，用指端从额前开始，沿头部正中按压头皮至枕后发际，然后按压头顶两侧头皮，直至整个头部。按压时头皮有肿胀感，每次按2～3分钟。

（3）提拉头发。两手抓满头发，轻轻用力向上提拉，直至全部头发都提拉1次，时间2～3分钟。

（4）干洗头发。用两手手指摩擦整个头部的头发，如洗头状，2～3分钟。

（5）拍打头皮。双手四指并拢，轻轻拍打整个头部的头皮1～2分钟。

（6）穴位按摩。以拇指分别点按双侧肾俞、脾俞穴120次，手法由轻到重。以拇指分别点按足三里、三阴交、太溪穴各120次。

以上按摩法每日早、晚各做1次。长期坚持，可防治白发、脱发、头发干燥、枯黄等。

# 做女人要挺好还需双手的辅助

乳房是成熟女子的第二性征，丰满的胸部是构成女性曲线美的重要部分。女性的乳房以丰盈而有弹性，两侧对称，大小适中为健美。丰乳隆胸是指丰满妇女的乳房及增加胸部肌肉的健美。利用中医经络按摩的方法也可达到丰乳隆胸的效果。

人体细胞的活化及所需的营养，依赖于血液之运行，而血液之生成则有赖于气，所以要想身体健康，气血之循环就要正常。倘若气血在经络间滞留不通，就一定会影响相关部位的功能障碍。

按摩胸部穴道的主要目的就在于在打通乳房经脉，使其气血运行正常，供给乳房所需的营养，同时，按摩胸部穴道还可促进胸部经脉的气、血及淋巴液的循环，并刺激到神经的传导，使体质得到改善。

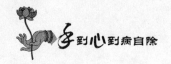

此外，按摩胸部穴道还带有"预警"的意味：按摩胸部穴道时若产生阵阵刺痛，则表示那一条经络气脉不通。如果稍加碰触穴道点就异常刺痛，且冷汗直冒时，则千万轻忽不得，因为这可能是病兆的反射，需要尽快就医检查及保养治疗。

❋ **寻找胸部穴道的方法**

当手指触压到胸部穴道点时，会感觉特别柔软，彷佛里面有个凹洞。

顺着手指，注力到穴道点，会产生轻微酸麻的反应，感觉较敏锐的人甚至会觉得指压处有轻微的温热。

❋ **按摩胸部穴道的方法**

先找到所要按摩的穴道点。

以拇指内侧指关节压住穴道点，并用轻力往下压。

往下压的同时，心中默数1，2，3，4，5，6数到6时，指力应当已经深入穴道点。

稍稍停留2~3秒，然后数5，4，3，2，1，渐渐全部松开，拇指仍停留在穴道点上2~3秒，接着重复指压的动作。

❋ **如何按摩胸部**

（1）直推乳房。先用右手掌面在左侧乳房上方着力，均匀柔和地向下直推至乳房根部，再向上沿原路线推回，反复20~50次。再换左手按摩右乳房。

（2）侧推乳房。用左手掌根和掌面自胸正中着力，横向推按右侧乳房至腋下，返回时5指面连同乳房组织回带，反复推20~50次。再换右手按摩左乳房。

（3）抚推乳房。右手托扶右侧乳房的底部，左手放在右乳房上部与右手相对，两手相向向乳头推摩20～50次，然后左右交替。若乳头下陷，可在按摩同时用手指将乳头向外牵拉数次。

### ❄ 发育期的经络按摩

如果乳房尚处发育期，通过长期坚持按摩，结合均衡营养适当锻炼，可在一定程度上促进乳房发育。

第一步：双手4指并拢，用指肚由乳头向四周呈放射状轻轻按摩乳房一分钟；在操作时动作要轻柔，不可用力过重。

第二步：用左手掌从右锁骨下向下推摩至乳根部，再向上推摩返回至锁骨下；共做三个往返，然后换左手推摩左侧乳房。

第三步：用右手掌从胸骨处向左推左侧乳房直至腋下，再返回至胸骨处；共做三次，然后换左手推右侧乳房。

最后，在做好胸部按摩的同时，还要注意日常护理：

（1）加强锻炼，尤其是胸部肌肉的锻炼。

（2）选择合适的乳罩，过松会使乳房下垂，过紧则影响乳房的血液循环。

（3）注意饮食营养，身体健康才会有丰满健美的乳房。

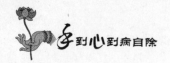 

 ## 腹部按摩和运动，让你告别讨厌"小肚肚"

腹部往往是脂肪堆积的地方，腹部平坦而结实的女人，往往会给人以亭亭玉立的印象，缩小腹部是女性健美身材的关键，而正确的选择腹部穴位进行指压，能促进血液循环，加速代谢，减脂减肥。

❋ **健美穴位**

上脘、中脘、下脘、天枢、气海、关元。

❋ **按摩方法**

（1）仰卧位，一手拇指指腹揉按上脘、中脘、下脘、气海、关元穴各半分钟。

（2）仰卧位，两手拇指指腹揉按双侧天枢穴1分钟。

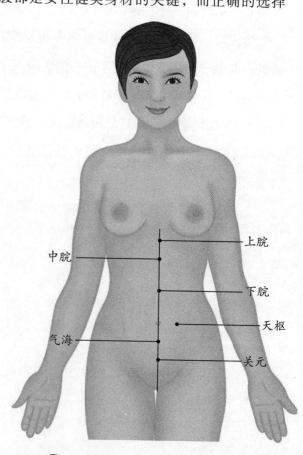

上脘
中脘
下脘
天枢
气海
关元

（3）两手掌相叠，以肚脐为中心，在腹部做环形按揉100次。

除了以上的按摩方法外，适当的运动也是畅通腹部经络，消除"小肚子"的必要措施，它可以帮助你有效地消除腹部脂肪，紧缩腹部肌肉

## ❋ 消除腹部脂肪的运动

身体下方先垫个软垫，然后身体躺在地上，将大腿举起和身体成90度，再将膝盖弯曲，使大腿和小腿也成90度。将脚跟轻松的放在椅子上，双手放在耳朵两侧。然后腹部用力，以慢慢数到5的速度，试着把肩膀朝膝盖方向抬高。在最高点稍停一下，然后再以慢慢数到5的速度，将身体慢慢放下。

运动效果：能够有效消除腹部脂肪。你必须注意几点，就是双手不需要抱头，只要轻松的放在耳朵两侧就好。不然可能会造成颈部和手不正确的出力。身体不需要起来太多，但你必须很明确的感觉到就是肚子在用力。而且当身体放下，准备做下一个起身动作注意身体不要完全躺回去，肩膀不要碰到地。对于做此动作的次数还是量力而为，但每次最好不间断地至少做八个一组，休息一会儿再重复一组。等习惯此动作后再慢慢增加。不过若是你很厉害能一次就做20个，每回都做3～5组，那你腹部的曲线一定会非常理想。

## ❋ 紧缩腹部肌肉的运动

你可以利用你家里的床，躺在床尾，但臀部以下留在床外，然后膝盖弯起使大腿在腹部上方。双手伸直于身体两侧，手掌朝下放在臀部的下方。接下来你的腹部要用力，以慢慢数到10的速度，把腿往前伸直。使身体成一直线，然后再以数到5的速度将膝盖弯曲，大腿回到原来的位置。

运动效果：能够有效地紧缩腹部肌肉。尤其对下腹部特别肥厚的人

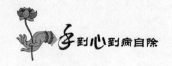

特别有效。你必须注意：背部、肩膀和手臂都要放松，你必须很明确的感觉到就是肚子在用力，做伸腿的动作时，脚尖务必朝上。腿伸直的时候，要注意身体要保持平行线。至于做几次，最好每次不间断地做6～8个为一组。然后休息一会儿再重复一组，以后慢慢增加。等到体力可以适应了，如果能够做3～5组，那就最理想了。

##  按摩三个穴位，让你拥有完美的臀部

女人最优美的身体线条应该就是腰身到臀部的曲线了，拥有浑圆而富有弹性的臀部是魅力女人的标志之一。那么，如何以经络按摩的方式，来塑造完美的臀线呢？

最主要的就是按摩膀胱经的八髎穴与胆经的环跳穴。

八髎穴位于背部腰椎以下、尾骨以上的"荐穴"骨孔上，顾名思义共有八个穴道。环跳穴则左右各一，各位于两侧臀部的正中间，这两个穴道针对大而扁的臀部特别有效。由于穴位位于人体背部，所以需要另一人来协助按摩，按摩时以指力缓缓下压，停三秒后再放松力量，每一个穴位重复8次左右，特别要注意按摩的同时必须达到酸、麻、胀、痛、热的感觉，才会达到效果。

而如果要改善臀部下垂的问题，则需要按摩另外一个很重要的穴道——承扶。此穴道两边各有一个，位置在两片臀部臀线底端横纹的正中央。按摩承扶不但有疏经活络的作用，且还能刺激臀大肌的收缩，经

由专家指压5分钟后，就会有轻微抬高臀部的感觉，特别要注意的是指压承扶时要分两段出力，首先垂直压到穴道点，接着指力往上钩起，才能充分达到效果。此穴道还可治疗痔疮、坐骨神经痛、便秘等疾病。

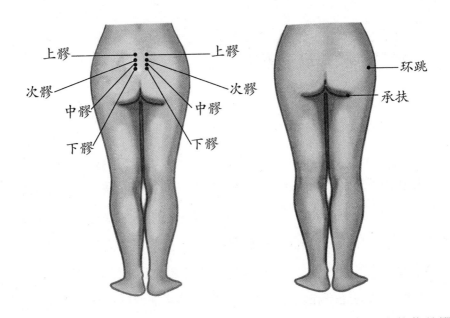

此外，你也可利用一个容易身体力行又省钱的运动法，来使你的臀线更加迷人，就是"踮脚尖"。首先，身体立正，双脚并拢。然后，边吸气边踮脚尖，意志力集中在大拇指与第二趾，脚跟踮起至离地约一个半至两个拳头的距离，肛门缩紧。最后，吐气，慢慢将脚跟放下，肛门随之放松。重复踮脚至放下脚跟的动作8次。"踮脚尖"可以刺激脚底的涌泉穴，平日在家看电视时即可做。这个穴道攸关肾功能与女性激素的分泌，对第二性征的完整发育相当有帮助，刚练习时可从2~3分钟开始，习惯的话，每次可做15分钟。

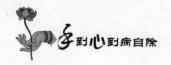

## 纤纤细腰，双手铸就

　　裙衫飘飘，婀娜体态尽显风光，赏心悦目当属苗条如柳的玲珑俏佳人。粗腰者看在眼里，心头急似火：节食、减肥药、减肥茶、拼命健身出汗，招数使尽求苗条，也不管是否科学。结果未能如愿，反而带来诸多不良后果，可谓"衣带渐宽终不悔，为'美'消得人憔悴"。怎样才能拥有健康又美丽的小蛮腰呢？关键看你怎么做。

　　按摩腰部的经络和穴位，不仅可以促进局部的气血运行，还可以调节脏腑的功能，使全身的肌肉强健、皮肤润滑、形体健美，具体步骤如下：

　　（1）以一手或双手叠加，用掌面在两侧腰部、尾骶部和臀部上下来回按揉2分钟，然后双手掌根部对置于腰部脊柱两侧，其他四指附于腰际，掌根部向外分推至腋中线，反复操作2分钟。

　　（2）以一手的小鱼际推擦足太阳膀胱经第一侧线，从白环俞穴开始，至三焦俞穴止，重复操作2分钟。然后再推擦膀胱经第二侧线从秩边穴至肓门穴，反复操作1分钟。

　　（3）双手掌叠加，有节律地用掌根部按压命门、腰阳关穴各半分钟。

　　（4）双手拇指端分置于腰部脊柱两侧的肾俞穴，向内上方倾斜用力，持续点按1分钟。

（5）以一肘尖着力于一侧腰部的腰眼处，由轻而重地持续压腰眼半分钟，然后压对侧腰眼。

（6）用双手拇指指腹按揉气海、大肠俞、关元和次髎穴各半分钟。

（7）五指并拢，掌心空虚，以单掌或双掌拍打腰部和尾骶部1分钟。

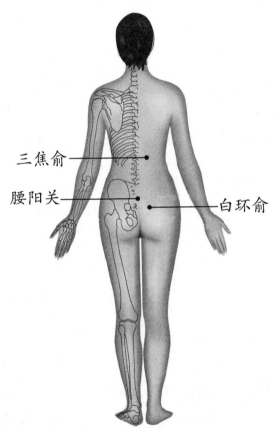

三焦俞

腰阳关

白环俞

纤纤细腰是所有女性的渴望。练出美丽腰线，才能更好地显示你的靓丽身姿和窈窕身段。努力吧，为了迎接阳光下的美丽，多花点心思，小蛮腰就会追随着你。

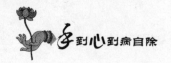 

 **美丽女人的纤腿按摩方案**

对于很多办公室女性来说，一天可能会在办公室坐上8个小时甚至更久，慢慢地，你会发现双腿越来越粗壮。其实，只要找准腿部按摩部位，每天进行自我按摩，你会发现在不知不觉中，双腿竟被拉长了！

❋ **膝盖与两侧按摩**

膝盖周围很少累积脂肪，因为膝盖是骨骼相连的关节部位，只是这个部位很容易浮肿或出现松弛的现象，而使得腿部变粗。具体改善方法是：由膝盖四周开始按摩，可以改善膝盖周围皮肤松弛现象，不过，按摩的次数要频繁，否则是无法达到改善曲线的功效的。

❋ **紧实大腿线条**

大腿内侧的皮下脂肪是很容易堆积松弛的，按摩大腿的方法是取坐位，腿部全部离开地面，臀部支撑身体平衡，双手按住膝盖上部大腿中部，轻轻按摩。这样可以消除腿部的浮肿，让双腿肌肤更加有弹性，使腿部线条变修长。

❋ **改善小腿微循环**

方法一：减小腿要由打松结实的小腿肥肉开始。双手掌心紧贴腿部，4指并拢，大拇指用力压住腿部肌肉，从脚跟的淋巴结处中速向上旋转，两手旋转的方向必须相反。每条腿各2～3分钟。

方法二：睡前将腿抬高，成90度直角，放在墙壁上，坚持二三十分钟再放下，将有助于腿部血液循环，减轻脚部浮肿。

 ## 按摩祛斑要辨证施法

各种色斑总是让女人苦恼不已。试想，美丽白嫩的肌肤上总是有些难看的斑点长在上面，爱美的女人怎么能容忍呢？

可是，色斑对很多女人来说，又往往难以避免。

长斑了，怎么办？

吃祛斑产品，怕会反弹，用祛斑食疗，又感觉太麻烦了，可是斑点又布满了整张脸，实在是烦死了，有没有不要吃药也不用做祛斑食物，却能祛斑的方法呢？

答案是：有，那就是经络疗法。

女人脸上出现的色斑多为黄褐斑。黄褐斑是一种面部色素沉着疾病，以颜面部有褐色或黑褐色斑块，形如蝴蝶状为其主症。斑块颜色或深或浅，面积大小不等，小者可如粟粒或钱币，大者可满布颜面如地图状，无自觉症状。日晒后皮损颜色加深。

黄褐斑常在春夏季加重，秋冬季减轻。多见于已婚女子。中医认为，黄褐斑多由情志不遂，导致肝气郁结，气机郁滞，脾失健运，气血

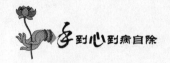
不畅，颜面失养；或肾精受损，肾阴亏虚，虚火上炎，肌肤失养所致。

现代医学则认为黄褐斑的发病原因很多。内分泌是一个常见因素。妊娠妇女由于雌激素和黄体酮分泌增多，促使色素沉着也可在面部出现黄褐斑，称妊娠性黄褐斑，分娩后逐渐消失，属生理现象。另外还与痛经、盆腔炎、长期口服避孕药、贫血、接触有害物质、精神因素、消耗性疾病、维生素缺乏等诸多因素有关。

色斑产生的原因不同，经络祛斑所取的穴位也就不同。

### ❋ 针对内分泌紊乱者

（1）按摩足太阳膀胱经，由足跟外上行，由上而下刺激5遍。在肝俞、心俞、肾俞、脾俞、三焦俞等穴位稍停片刻按揉之。

（2）食指按压足小趾爪甲外束骨穴。每秒按1次，共按5~10次。

（3）在腰背中线督脉部位，由上而下推拿5遍，再以脊柱为中线，用手掌分别向左右两旁推擦10遍以上。

针对肝气郁结

（1）用指腹沿颊车、地仓、迎香、太阳、耳前等穴做轻快的揉动式指压5~10遍。

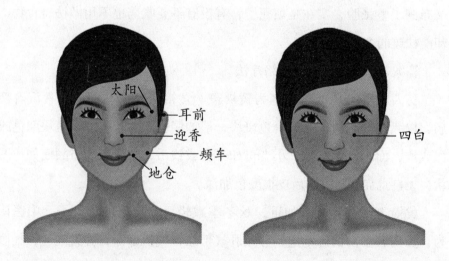

（2）用食指按揉四白穴，四白穴又叫"美白穴"或者"养颜穴"，按压这个穴位，有明显的祛斑作用，美白的效果也非常不错。

（3）用双手拇指按揉位于双膝内侧的血海穴20～30次。

（4）沿足厥阴肝经，由下而上地用手掌柔和地按摩5遍以上。

针对肾气虚弱

（1）沿足少阴肾经，用手掌或毛刷由上而下做轻微的摩擦5遍。

（2）用拇指指端按揉三阴交穴20次。

（3）从脊背中线由上而下推擦5遍。并在大椎、命门穴处稍用力按揉。

除了以上的经络疗法外，要祛斑还要注意日常护理。

（1）注意饮食，应多吃蔬菜水果，补充维生素C，少食辛辣油腻以及刺激性强的食物。

（2）不宜滥用化妆品，或外搽刺激性强的药品。

（3）保持心情舒畅，避免不良刺激。

（4）避免日光暴晒，外出时应打伞或带宽边遮阳帽。

 **保持皮肤柔韧的按摩方法**

按摩能促进血液循环，增强新陈代谢和吸收营养能力，加速消除疲劳。由于促进了皮下弹性纤维的适当运动，皮肤能保持弹性与光泽。步骤如下：

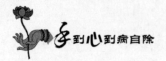
（1）从额部开始，将一手中指与无名指靠拢，按额纹垂直方向上下按摩。

（2）在眉心处，以中指与无名指绕小圈按摩。

（3）用中指与无名指按摩太阳穴。

（4）用中指与无名指按摩下眼眶处，由内向外。

（5）用中指按摩上眼皮，由内向外。

（6）用中指与无名指上下来回按摩鼻翼外侧。

（7）用中指与无名指作螺旋状按摩面颊部。

（8）用食指、中指、无名指左右来回按摩鼻唇间。

（9）用中指、无名指左右来回按摩下唇与下须之间。

（10）用中指、无名指上下来回按摩嘴角。

（11）用食指、中指稍用力揉摩耳下唾液腺部位。

（12）按摩颈部，前后左右都按摩到。

以上这12个动作，如能坚持每天按摩，定使皮肤柔润、新鲜、细嫩，而且无任何副作用。

 **如何通过按摩保持脸部皮肤的弹性与活力**

我们的脸部难免暴露在外面，风吹、日晒、流汗或灰尘的污染，都会使皮肤变得干燥，老化，而失去弹性。而经络按摩可以促进血液循环、清除污垢、促进新陈代谢，可使皮肤恢复光滑细嫩。

按摩最好在洗浴后进行，因为洗浴后，血液循环加快，体温上升，容易产生较好的效果。入睡前，以轻松的心情按摩脸部，对皮肤弹性的恢复很有帮助。

按摩时，必须充分涂按摩霜，增加手指的滑动感（也可用乳液代替按摩霜）。按摩的动作必须顺着皮肤方向做，或与皱纹成垂直方向进行；可以按着自己喜欢的方式做。为避免与皮肤过度摩擦，按摩时千万不可用力过猛。按摩时，可配合自己喜欢的音乐，以增强节奏感，松弛身心。原则上是从脸部的中心往外侧，像画螺旋一样地按摩。要注意，不可逆向按摩。

增强皮肤弹性的技摩方法如下：

（1）按摩霜取樱桃大小，点在脸上主要部分，均匀涂抹整个脸部。

（2）因为嘴的周围是环肌，按摩时，要在嘴角两侧做半圆径按摩。

（3）鼻子的两侧，油质特别容易积存，可稍微用力按摩。

（4）眼睛的周围也是环肌，必须轻压眉头，绕着眼睛的周围按摩。

（5）额头的按摩，应该由内往外做螺旋状按摩。

（6）按摩脸颊时，也要由内往外做螺旋状按摩。

（7）下巴部分也是由内向外做螺旋状按摩，粗糙处须仔细按摩。

（8）脖子也要当作脸的一部分按摩，用手背对着下巴往上轻拍。

按摩完了后，要做整理。用面巾纸将脸部擦拭干净，如果可以的话，最好用热毛巾擦脸，不但比较好服，还能提高按摩的效果。如果要用热毛巾敷脸的话，必须在毛巾尚未冷却之前进行。温度应注意适当，不可过热。

# 第四章

## 父母的双手是孩子最好的保护神

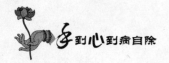

 **治疗小儿发热，要想办法熄灭孩子体内的火邪**

　　小孩发热是常见病，而且往往是突然发生，让家长们措手不及，更无法知道病因。小孩又不会说清楚自己哪里不舒服，这让很多家长都感到十分头痛。现在多数家庭都是独生子女，家长对子女十分宠爱，一旦生病，百般照顾四处求医，而打针吃药又怕药物产生副作用，对孩子身体不好，因此越来越多的家长都愿意采用无任何副作用的治疗方法。利用小孩经络穴位来治病正是父母们打开小孩健康之门的金钥匙。

　　我用小孩推拿结合脚部按摩法来治疗小孩的很多疾病，都取得非常好的效果。而且用这两种方法结合治疗小孩发热，也取得了奇效。

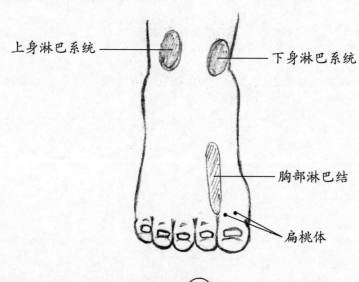

上身淋巴系统

下身淋巴系统

胸部淋巴结

扁桃体

很多小孩高热都伴有腹泻，一般都是发热2～3天后才来治疗。

我曾经治疗一个2岁的小女孩，这小孩突然发热，体温38.4℃。2天后又出现腹泻症状，每天腹泻5次。在当地医院输液2天，没有多大效果。我先用脚部按摩，然后给小孩推拿穴位，只进行1次治疗，这小女孩的体温就明显下降，腹泻也随即停止。

我分别用脚部按摩、推拿法给小孩退热，我选用脚部肾脏、输尿管、膀胱、脾脏、扁桃腺、头颈淋巴、上身淋巴、下身淋巴、胸淋巴等反射区，腹泻者加腹腔神经丛、大肠、小肠等反射区。用拇指以较轻的力度，连续有节奏地按摩有关反射区。按摩时间为20分钟左右。

然后推天河水，天河水在小孩前臂内侧正中线，自腕至肘呈一直线，沿那条线从小孩的腕向肘推拿。推六腑，六腑在小孩前臂阴面靠小指那条线，用大拇指面或食中指面自肘推向腕。清心经，在小孩的中指面由指端向指根方向直线推动。清肺经，在小孩的无名指面由指端向指根方向直线推动。揉内劳宫，在手掌心，小孩自然握拳，中指尖对着的就是劳宫穴。揉小天心，在大小鱼际交接凹陷中，用指端按揉。因为这小孩腹泻，所以加推上七节。七节骨在第4腰椎至尾椎上端成一直线。用大拇指自下而上直线推动称推上七节骨。

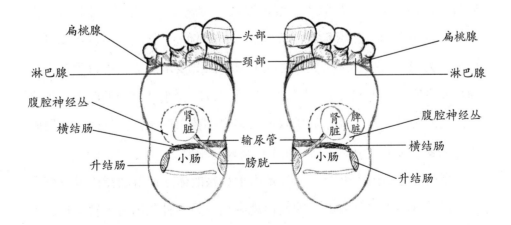

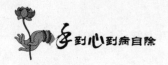

捏脊，轻轻捏起小孩皮肤，从龟尾穴开始，就是尾椎端处开始，沿脊柱向上推移，至大椎穴止。应沿直线捏，不要歪斜。捏拿肌肤松紧要适宜。在捏最后一遍时，常常捏三下，向上提一次，称为"捏三提一"，一般捏3～5遍，以皮肤微微发红为度。清、补脾土，运内八卦，在小孩手掌面，以掌心为圆心，从圆心至中指根横纹约2/3处为半径作圆，顺时针方向掐运。

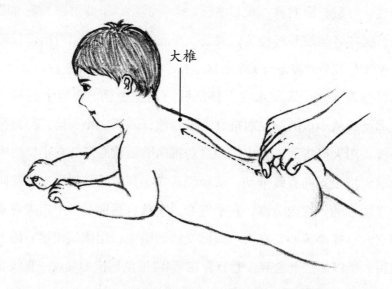

大椎

用牛角刮板自胸椎向腰椎方向，沿背部两侧膀胱经，自上而下轻刮5～7遍，刮出痧来。督脉为后背正中线，膀胱经穴正中线两侧旁开2指宽。后以两手拇、食指相对，挤捏督脉及背俞穴，挤至皮下瘀斑即可。该手法为强刺激手法，挤捏时疼痛明显，因此要求用力不可过重，操作速度要迅捷，一般挤捏1个穴只需1秒钟，以减少小孩疼痛的时间。推拿时间为20分钟左右。按摩后吩咐家长多喂小孩白开水。按摩时小孩哭闹出汗很多，回家途中要注意勿使小孩被风吹受凉。

小孩发热病因很复杂。一种是由于小孩的体温调节功能尚未发育完善，易受外界炎热气候的影响而出现高热。另一种是因为感冒发热，主要症状是怕冷，发热无汗或少汗，鼻塞、流涕、咳嗽，舌苔薄白。还有一种是因为食积发热，症状是发热多在下午，或上午体温不高，下午体温较高，手足发烫，肚腹胀满或有呕吐，大便酸臭，舌苔厚腻。

感冒引起的发热，则在脚部按摩时除加强淋巴反射区按摩外，要加强呼吸系统反射区的按摩；小孩推拿时要开天门，推坎宫，推天河水，天河水就在手臂阴面正中间的那条线，自腕至肘呈一直线，沿那条线从小孩的腕向肘推。揉太阳，在眉后凹陷处，父母用指端按揉。肺俞穴，肺俞在背部，当第3胸椎棘突下，旁开2指宽。推膻中，在两乳头连线的中点。拿风池，可以从颈项部开始，沿着颈部两侧的肌肉外缘向上推，当推到颅骨时能感到在隆突的下方的凹陷，这就是风池的所在。若食积发热，则在脚部按摩时除加强淋巴反射区按摩外，还要加强消化系统反射区的按摩；小孩推拿中要揉中脘，中脘穴在前正中线上，脐上4寸，就是腹部前面正中的骨头最下缘和肚脐眼连线的中点。推六腑，六腑在小孩前臂阴面靠小指那条线，父母用大拇指面或食中指面自肘推向腕。揉板门，板门穴在小孩手掌大鱼际处。按脾俞。按胃俞。按足三里。

脚部按摩与小孩推拿两法结合，发挥各自优势，可增强疗效，退热快，减少小孩发热的痛苦。

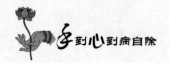

##  驱除外邪，感冒自然不再困扰孩子

小孩感冒虽然是小病，但绝对不好受，父母们看在心里更是难受。本来感冒是件小事情，一般在我手里三两天就能好，但不少父母走了很多弯路，又是打点滴又是吃药，特别是体质不好，老爱感冒的小孩，我看在心里非常难受。放着先祖们留下来的宝贵经络知识不利用，父母们都不知道，所以我决心把它推广开来，使父母们都知道这些金子般的好方法。

在中医经络治病的方法中，有许多简便而有效的方法。在长期研究利用小孩经络防病治病过程中，经过多年的积累和实践，我总结了一套简单而且行之有效的小手法。有些小病，例如感冒，根本不需到医院浪费时间、精力和金钱。

治疗感冒，在家里就能进行。可用推法来开天门，推坎宫，揉太阳，太阳穴在眉后凹陷处，父母用指端按揉。按风池，可以从颈项部开始，沿着颈部两侧的肌肉外缘向上推，当推到颅骨时能感到在隆突的下方的凹陷，这就是风池的所在。捏大椎，大椎穴在低头时，最高的颈椎骨棘突下，点风门等。风寒证加掐肩井，点揉合谷；风热证点曲池，曲池穴在肘横纹外侧端，屈肘处。还可点按太渊，揉中府，擦涌泉。

足底的肺、输尿管、膀胱反射点。还可再用刮痧板给小孩推上三关，三关在小孩前臂阳面靠大拇指那一直线，从腕推向肘。推下六腑，六腑在小孩前臂阴面靠小指那条线，父母用大拇指面或食中指面自肘推向腕。清天河水，天河水就在手臂阴面正中间的那条线，自腕至肘呈一直线，父母沿那条线从小孩的腕向肘推。用此法对小孩的前臂进行操作，效果会更好。很多感冒的小孩会立即退热，而且不舒服的感觉会大大缓解。

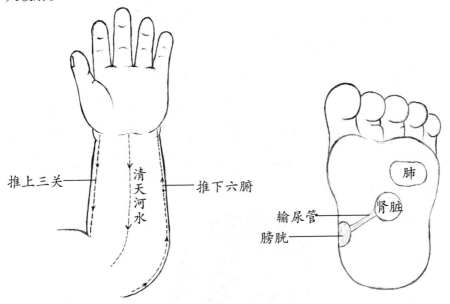

推上三关　　清天河水　　推下六腑

肺　　肾脏　　输尿管　　膀胱

　　在家中，没有刮痧板的话，可以用瓷汤勺来代替。有时在没有任何工具的情况下，只是用捏法和捻法在小孩的一侧手臂上按推上三关，推下六腑，清天河水也可以。用手的拇指和食指在前臂的六条经络线路上循行，将条索状物和聚结物捻捏松散，重点点揉合谷，按揉阳池，阳池穴位于手腕部位，即腕背横纹上，前对中指、无名指指缝。按揉曲池。按揉大陵、神门及内外关，中力度点天河穴，将这些穴位挤得呈现潮红色，最后抓拿住前臂肌群，掐八邪，捏手指，效果也很灵验。

　　按揉肺俞，肺俞在背部，当第3胸椎棘突下，旁开2指宽。按揉定

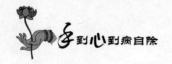
喘、风门等穴位也能改善呼吸道的通气功能和换气功能，常用于防治慢性支气管炎、肺气肿等。

　　小孩感冒以预防为主，用几招简单的方法就可以让小孩预防感冒，那就是推鼻旁、摩面、按揉风池，可以从颈项部开始，沿着颈部两侧的肌肉外缘向上推，当推到颅骨时能感到在隆突的下方的凹陷，这就是风池的所在。擦四肢。在这里提醒一下家长，温度的变化有着重要的作用，夏天几乎每个家庭都会开空调，凉快的感觉消去了夏天的闷热，但为什么有的人开空调容易感冒，有的人却不会呢？在冷的环境里，注意保暖就没事，在热的环境里，注意通风、避暑也没事，但最怕的就是频繁转换一冷一热的环境，这样就非常容易感冒。中医说腠理不固，邪气易入。小孩子的皮肤毛孔疏松，就更容易感冒了。知道了这个知识，就知道怎样做了，如果你不能保证自己能在空调房待很长时间，总是要出来进去的，最好就不要开空调了。

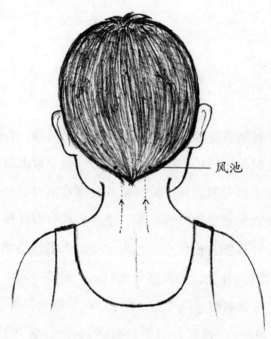

风池

**孩子咳嗽应以治肺为主，兼固脾胃**

小孩咳嗽要尽早治疗，时间拖得越长，治疗的时间也会越长。

我曾经治疗一个2岁的小女孩，咳嗽5天。小女孩5天前洗澡受凉后开始咳嗽、鼻塞、流清涕、喉中痰鸣、胃口差、晚上睡觉哭闹。家长给她吃了强力银翘片、止咳糖浆，都没有效果。诊断发现，这小孩咽部稍红，肺部呼吸音粗糙，指纹色红。我认为这小孩是风寒外感，肺失清肃，所以我的治疗原则是疏风解表，宣肺止咳。

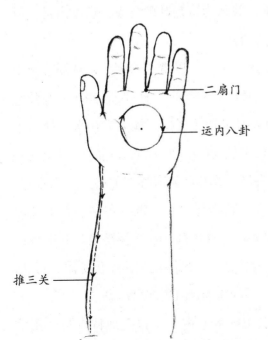

我运内八卦10分钟，在小孩手掌面，以掌心为圆心，从圆心至中指根横纹约2/3处为半径作圆，顺时针方向掐运。揉二扇门100次，二扇门位于小孩的中指与无名指之指蹼缘。推三关100次，三关在小孩前臂阳面靠大拇指那一直线，从腕推向肘。开天门30次，推坎宫30次，揉太阳30次，用

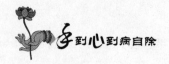

指端按揉。揉迎香30次，迎香穴，位于鼻翼之两旁、鼻唇沟中。揉膻中100次，在两乳头连线的中点。摩腹5分钟，用手掌按住小孩的腹部，手心对肚脐，右手迭放在左手背上按顺时针方向绕脐揉腹。按揉足三里50次，足三里在膝盖外侧的凹陷处，向下四指，小腿前骨外旁开一指处就是足三里。揉肺俞50次，捏脊3次，轻轻捏起小孩皮肤，从龟尾穴开始，就是从尾椎裂处开始，沿脊柱向上推移，至大椎穴止。应沿直线捏，不要歪斜。捏拿肌肤松紧要适宜。在捏最后一遍时，常常捏三下，向上提一次，称为"捏三提一"，以皮肤微微发红为度。其中摩腹、按揉足三里、捏脊能健脾助运，强健体质，增强小孩抵抗力。2天后所有的症状都好转，5天后就全好了。

另外还有一个5岁的女孩，咳嗽了2个月。这小孩身体虚弱，食欲不振，形体消瘦。2个月前因受寒开始咳嗽，曾服西药治疗无显效，咳嗽一直没好。小女孩神疲乏力，面色白，肺部可闻痰鸣音，指纹色红。她母亲说小女孩咳嗽痰多，色白清稀。我认为这是肺脾气虚，痰湿内盛，所以我的治疗原则是健脾养肺，止咳化痰。

采用运内八卦10分钟，在小孩手掌面，以掌心为圆心，从圆心至中指根横纹约2/3处为半径作圆，顺时针方向掐运。补脾经100次，补肺经100次，分别顺时针旋推小孩的大拇指和无名指。揉天突10次。揉膻中100次，在两乳头连线的中点。揉中脘100次，中脘穴在前正中线上，脐上4寸，就是腹部前面正中的骨头最下缘和肚脐眼连线的中点。摩腹5分钟，用手掌按住小孩的腹部，手心对肚脐，右手迭放在左手背上按顺时针方向绕脐揉腹。按揉足三里50次。揉丰隆50次，擦肺俞。其中揉中脘、摩腹、按揉足三里、捏脊能健脾益气，除湿化痰，强壮身体。3天后症状开始好转，10天后症状消失，再巩固治疗1周即可痊愈。

小孩咳嗽分为外感咳嗽、内伤咳嗽。由于小孩生理特点是纯阳之体，生长发育迅速，脾常不足，脾虚会导致纳差，营养不良；脾失健运又会化生痰湿，使得咳嗽缠绵难愈，正所谓"脾为生痰之源，肺为贮痰之器"。所以不论哪型咳嗽都应兼顾脾胃，用摩腹、捏脊、按揉足三里治疗就是这个意思。

很多小孩都受长期咳嗽之苦，家长们也被折腾得筋疲力尽，只要一听见小孩咳嗽，家长们的心就立马下沉。很多家长都不知道刺激小孩经络穴位的妙处，无奈之下只能不断给孩子吃药，药吃多了，孩子的身体没有变好，反而更加弱不禁风，生病、吃药、再生病，好像成了恶性循环。

在长期的临床实践中，我发现小孩推拿治咳嗽疗程最长，有时候10天才见效，所以家长们千万不可着急，一定要有耐心。

 **健脾胃，帮助孩子解决厌食问题**

厌食症是小孩常见的一种病症，主要表现是较长时间的胃口不好，食量明显减少，吃不成餐，甚至拒食，多发生在1～6岁的小孩。小孩平时饮食不节或喂养不当、长期偏食、饮食无规律、饥饱无常、零食杂食太多、暴饮暴食，或者家长错误以为滋补食品对小孩有好处，经常给小孩吃人参、冬虫夏草、龙眼肉等，都会影响脾胃正常的运化能力，造成厌食。

小孩厌食日久，不但影响身体正常发育，还可能会发生营养缺乏性疾病及造成大脑发育迟缓，引起智力低下。另外，还会导致机体抗病能

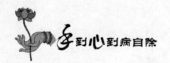

力低弱，平时就容易发生感冒、咳嗽、腹泻。

中医认为，小孩时期"脾常不足"，小孩推拿对小孩厌食症具有独到的疗效，能激发小孩自身的调节作用，从而调整小孩脾胃运化及受纳功能。

具体操作方法是，给小孩补脾经300次，揉中脘200次，中脘穴在前正中线上，脐上4寸，就是腹部前面正中的骨头最下缘和肚脐眼连线的中点。摩腹5分钟，父母用手掌按住小孩的腹部，手心对肚脐，右手叠放在左手背上按顺时针方向绕脐揉腹。捏脊5遍，轻轻捏起小孩皮肤，从龟尾穴开始，就是从尾椎处开始，沿脊柱向上推移，至大椎穴止。应沿直线捏，不要歪斜。捏拿肌肤松紧要适宜。在捏最后一遍时，常常捏三下，向上提一次，称为"捏三提一"，以皮肤微微发红为度。按揉足三里100次，也可治疗小孩厌食症。我治疗的原则是补脾助运化，清热滋胃阴。

方法非常简便，避免小孩打针吃药之苦。常用穴位多在手部，一般在大拇指上进行，有调理脾胃的作用。而腹部既是脾胃所主，也是阳明胃经所过之处，所以按摩腹部有温肾散寒，行气健脾的作用。背部夹脊穴的推拿也有助于提高消化能力以及增强防治疾病的能力。这些刺激经络的方法对小孩有百益而无一害。

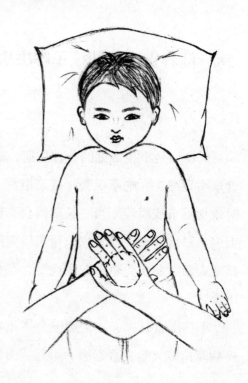

治疗小孩厌食症需要分型治疗，家长们可以根据以下症状来分析运用。

　　脾运失健型：厌恶进食，食不甜味。常伴嗳气泛恶、胸闷脘痞、大便不调；苔白腻或微黄、指纹紫滞、脉有力。加揉板门300次，板门穴在小孩手掌大鱼际处。运内八卦300次，在小孩手掌面，以掌心为圆心，从圆心至中指根横纹约2/3处为半径作圆，顺时针方向掐运。

　　脾胃气虚型：不思进食，形体偏瘦，常伴面色少华，精神不振，食少便多，或夹未消化物；舌淡、苔薄白、指纹淡红、脉无力。加揉外劳300次，推三关300次。三关在小孩前臂阳面靠大拇指那一直线，要从腕推向肘。

　　胃阴不足型：不喜进食，口干多饮；常伴面色萎黄、皮肤失润；大便偏干或干结。舌偏红少津，苔少或花剥。部分小孩烦闹少寐，手足心热，指纹红，脉细。加清肝经200次，即在小孩的食指面由指端向指根方向直线推动。补肾经300次。

　　我根据小孩时期稚阴稚阳，为纯阳之体，感触灵敏，易于接受经气之功能的生理特点，和小孩脾常不足的理论，采用上法治疗，对不同类型的厌食，选用不同的手法，通过手法作用于小孩的特定穴位，调理脾胃、消食和中、增进食欲，取得非常好的效果，达到百分之百的疗效。

 **食积的治疗：捏脊和按揉足三里**

　　小孩食积是儿科的常见病，小孩表现为吃东西不香，嗳酸气，腹胀，大便里夹杂不消化的食物，放臭屁，大便臭的特征。

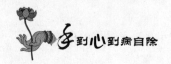

　　曾治疗一个2岁的小女孩，她母亲告诉我说，她女儿近两天来，胃口不好，吃完东西不消化，在大便里夹杂着不消化的食物。因为放"五一"大假，孩子食欲很好，而且食肉虾很多。我观察这小孩一般情况都可以，营养状况也很好。这是很轻的食积，我预想这小孩只要用捏脊法3次就能完全好，果然不出所料，我帮这小孩捏脊3次后，所有的食积症状消失，恢复正常饮食。

　　我先轻轻按揉小孩背部，让小孩放松，避免小孩产生恐惧；轻轻捏起皮肤，从龟尾穴开始，就是从尾椎处开始，沿脊柱向上推移，至大椎穴止。应沿直线捏，不要歪斜。捏拿肌肤松紧要适宜。在捏最后一遍时，常常捏三下，向上提一次，称为"捏三提一"，一般捏3～5遍，以皮肤微微发红为度。按揉足三里3分钟。

　　我把具体的操作方法告诉了孩子的母亲，让她帮小孩捏脊，按揉足三里，进行经络保健，每周3次。捏脊疗法可以调阴阳，和脏腑，是很好的保健经络的手段，按揉足三里，具有强身健体的功能。我吩咐小孩的母亲，平时注意让小孩养成良好的饮食习惯。过了一年，再碰见这小孩发现孩子长高了很多，而且非常健康。这是食积轻的情况，很容易治好。但如果不懂得用正确的方法来调理，食积时间长了，就会变成疳积，小孩就会肚子很大，像鼓一样，四肢却像木柴一样瘦，到那个时候就很难治了，严重影响了小孩的身体发育。所以积食要及时治疗。

　　如果小孩的食积比较重的话，除了捏脊和按揉足三里之外，我还总结了以下的方法，配合起来才能让小孩的脾胃恢复正常。

　　补脾土穴300次，顺时针旋推小孩的大拇指面。

　　清脾土穴200次，在小孩的大拇指面，由指端向指根方向直推为清。

　　推三关穴300次，三关在小孩前臂阳面靠大拇指那一直线，从腕推向肘。

分推腹阴阳穴200次，使小孩取仰卧位，父母用两拇指，分别自胸骨下端，沿肋弓分推至两侧的腋中线。

摩揉脐腹3分钟，使小孩取仰卧位，父母用一手掌，在小孩的脐部及其周围用掌摩法。

推六腑穴300次，六腑在小孩前臂阴面靠小指那条线，父母可用大拇指面或食中指面自肘推向腕。

推四横纹穴3分钟，四横纹在食指、中指、无名指、小指靠近掌侧，第1指间关节横纹处。小孩四指并拢，父母可用拇指，从小孩的食指横纹处推向小指横纹处。

揉外劳宫穴1分钟：外劳宫在手背侧，第二三掌骨间，指掌关节下约0.5寸处，简单地说就是手背中心，手背与内劳宫相对处。

著名的中医经典古籍《黄帝内经》记载："饮食自倍，肠胃乃伤"，意思就是说，小孩脏腑娇嫩，脾常不足，不能自己控制饮食，如果家长片面追求高营养食物，盲目给小孩吃肥腻的食物或滥服补品，超越了小儿脾胃正常的消化吸收功能，就会形成食积。所以应该以预防为主，限量饮食，养成小孩良好的饮食习惯。

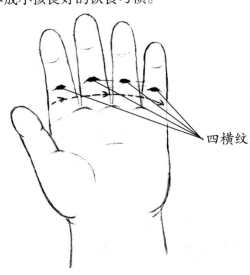

四横纹

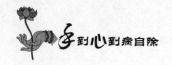
##  呃逆的治疗，用推拿法帮助孩子宽胸顺气

据我观察有一半的婴儿吃奶后会发生呃逆，一般在生后4～10天发生，严重者伴有吐奶。通常用喝糖水或温开水来止呃，但会降低婴儿的吃奶量。我采用按揉婴儿内关穴治疗呃逆，取得了很好的效果。

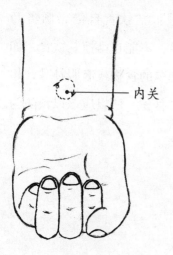

内关

西医认为呃逆是膈肌痉挛引起。中医认为是气机逆乱，胃气冲逆而上引起的。小婴儿神经系统发育尚未健全，吸吮和吞咽动作不协调，所以婴儿打呃发生率比成人高很多。

婴儿内关穴在掌侧距离腕横纹上2厘米的两筋间，可用润肤油涂在内关穴上。父母用大拇指放在穴位部位，呈螺旋形顺时针方向重复按揉，用力均匀。呃逆轻的小婴儿按揉单手内关穴15次就好，如果还没好，换另一只手继续按揉15次；如果轮换按揉双手还不好就属于呃逆比较严重的，需要加大力度按揉，让婴儿啼哭，然后让小婴儿吃点奶就会止住。最长按揉时间不要超过3分钟。

穴位经络联系各脏腑，刺激穴位能调理内脏。内关穴属于心包经，因此，按揉内关穴，经气随经络至膈肌，可解除膈肌痉挛、宽胸顺气。

　　按揉内关穴，其部位暴露易于取穴，不受时间、季节等条件限制，且操作简单，便于普及，疗效好；家长能很快掌握使用，值得推广。

##  呕吐和吐奶怎么办——强壮小孩的脾胃

　　婴儿胃呈水平位，胃肌没有发育完全，贲门肌松弛，所以婴儿很容易吐奶。婴儿出生10天内的吐奶属于正常现象，不是病。如果后期因为喂养不当，加上小婴儿本身脾胃虚弱，胃气上逆而出现呕吐加剧，就需要治疗。吐奶量多会导致婴儿发育不良，影响健康。

　　我总结了一套手法治疗小孩呕吐，包括吐奶，都非常有效，用这套手法，经我治疗的小孩全部痊愈。

　　推三关300次，三关在小孩前臂阳面靠大拇指那一直线，从腕推向肘。推六腑200次，六腑在小孩前臂阴面靠小指那条线，父母可用大拇指面或食中指面自肘推向腕。再结合推板门、补脾土、摩腹、揉足三里。其中推板门从掌横纹推向板门100次，板门穴在小孩手掌大鱼际处。补脾土就是旋推拇指螺纹面300次，揉足三里50次，足三里在膝盖外侧的凹陷处，向下四指，小腿前骨外旁开一指宽处就是足三里。摩腹5分钟，父母用手掌按住小孩的腹部，手心对肚脐，右手叠放在左手背上按顺时针方向绕脐揉腹。每日治疗1次。

　　我曾经治疗一个月大的小女婴，听她的父母说，这小女婴从一出生到

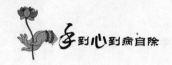

一个月大就一直吐奶，越来越严重，她的父母觉得小孩吐奶是很正常的，就没有引起重视。怕她营养不够，增加了喂奶次数。10天后症状逐渐加重，每次喂奶后立即吐出，吐出量较多，几乎吃进去的都吐出来了。

我检查这小孩面色淡黄，身体瘦小，哭声低，肢体活动自如，吐出的奶稍有酸臭味，胃肠胀气，大便干结，舌质淡红，苔厚，指纹淡紫隐隐风关之内。

我用推拿帮她治疗，第2天，呕吐明显好转，哺乳后仅有少量奶溢出，连续治疗3次后她没有腹胀吐奶。1个月后她的父母来告诉我她没有再吐奶了，我听了十分高兴，这是祖国医学的伟大之处，珍贵的东西不能扔掉，一定要推广开来。

我对这套手法很有研究，其中我选择推板门，是因为板门能健脾和胃，消食化滞，为治疗乳食积滞、腹胀、泄泻、呕吐等症的要穴，横纹推向板门能止一切呕吐。摩腹能健脾和胃，理气消食，对于小儿腹泻、呕吐、恶心、便秘、腹胀等消化功能紊乱症具有良效。《厘正按摩要术》记载："摩腹，用掌心团摩满腹上，治疗乳食。"揉足三里可健脾和胃，足三里是保健大穴。

小孩脏腑娇嫩，所以容易生病，且发展很迅速。同时小儿生机蓬勃，发育迅速，加之脏气清灵，病因单纯，如果能及时正确治疗，恢复较快。

上面这套手法，不仅在临床上治疗疾病疗效好，且避免了小儿服药不便的弊端，父母们在家就能给小孩治疗，小孩无痛苦。而且还能够健脾和胃，增进食欲，强壮身体，预防疾病，使小孩健康地发育成长。

# 腹泻的治疗关键在于增强小孩正气

我在临床上经常碰见腹泻的孩子，通常都是2岁以下的婴儿，这给年轻的父母添了不少麻烦，因为这个病的病程常常迁延日久，直接影响小孩的营养、生长和发育，尤其是非感染性的婴小孩腹泻，就是说小孩没有吃不干净的东西，大便每日超过5次以上，腹泻持续10～30天，这是由于小孩的先天体质差引起的，所以临床治疗很难取得效果。我认为关键在于增强小孩的正气，来抵抗这种腹泻。

腹泻的孩子一到医院，医生第一件事情就是使用抗生素，但往往效果不好，病情逐渐加重，或者是暂时好了，但没过几天又开始拉肚子。看到这些小孩面黄肌瘦，小孩的父母急得四处奔波求医，我真的十分痛心。

为了治疗被这个病困扰的小孩，我对这个病做了很深入的研究，查阅了很多古籍，对于我来说，研究中医古籍就等于挖掘金矿，找出金子般的治病救人的方法。我根据中医理论，采取辨证论治，找到婴儿腹泻采用艾条熏灸的治疗方法，治疗了很多腹泻的孩子，取得了较好疗效。

我曾在门诊上遇到一个腹泻小孩，令我印象十分深刻，这是一个1岁半的小男孩，长得十分可爱，但由于腹泻持续时间长，身体变得骨瘦如柴，把他妈妈急得直流泪。这个小孩腹泻了2个多月，大便稀，有泡沫，面色苍白，苔白腻，脉濡，指纹色红。小孩经过某儿童医院给予常

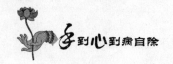

规静脉输液、抗感染、口服止泻药等治疗，都没止住腹泻，我看到他的样子，心里非常难过。

我根据这小孩的症状，通过中医辩证，非常有把握地诊断为脾虚泻型的婴儿腹泻。我决定用艾条熏灸的方法治疗，连用3天，腹泻明显好转，胃口转好，大便次数每天1次或2次。1周后，面色红润，大便形状正常无泡沫，小男孩的妈妈非常感激。而我又一次深刻地体会到中医方法的简便而灵验，我又坚定了信心，中医的治病方法不能丢，要像挖金矿似的把它们全挖出来，用来捍卫人们的健康。

中医把这种腹泻辩证分为风寒型、脾肾阳虚型、伤乳伤食型。如果你的小孩碰到这种情况，可以根据小孩的症状来分析，然后进行艾条熏灸。只要你仔细看了这节的内容，在家里就可以自己来给小孩治病。

风寒型的腹泻是由于感受风寒引起的腹泻，大便稀，泡沫状，色淡，无明显臭味，面色苍白，舌苔白腻，脉浮。一听小孩的肚子有"咕咕"的肠鸣音，用艾卷熏灸肚脐眼儿，这就是神阙穴的所在。在肚脐眼儿上覆盖纱布，点着艾卷距肚脐一个拳头高左右，每次灸15～20分钟，每日2次，连用3天为1个疗程。症状改善若不明显，加用配穴足三里、龟尾穴。足三里的定位很简单，就是用小孩并拢四指的宽度作为3寸，膝盖骨下缘下3寸，小腿胫骨旁开1指宽的地方。龟尾穴的定位更简单，就是尾椎骨端。

脾肾阳虚型的小孩都是腹泻很长时间，在一到两个月，而且很难止住腹泻，或经常反复发作，大便次数多，大便有奶瓣及不消化的食物残渣，面色苍白，身体消瘦，手心和脚心发凉，没胃口吃东西，舌淡苔白，脉沉细无力，可以用艾条熏灸双侧足三里、神阙穴，加配脾俞、肾俞。脾俞在第11胸椎棘突旁开约2指宽。如何定位11胸椎呢？沿着最下方的小肋骨向胸椎摸过去的地方就是12胸椎，再上1个胸椎就是11胸椎。肾

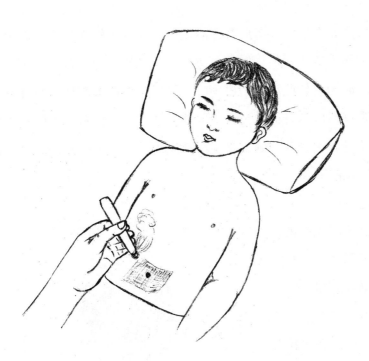

俞在第2腰椎棘突旁开约2指宽。在熏灸部位加盖1层纱布，同时点燃艾条1端，距穴位处约一个拳头高来灸，每次灸10～15分钟。

伤乳伤食型的小孩都是大便量多而且有酸臭味，或者像蛋花汤样，肚腹胀痛，不想吃东西，腹泻的时候哭闹不停，泻完后腹痛减轻。用艾条灸神阙、中脘、天枢、足三里。中脘在肚脐眼儿到剑突骨连线的中点。天枢在肚脐眼旁开2寸。

对于治疗小孩腹泻，我非常喜欢神阙穴，用这个穴位是非常有道理的，古籍里有记载：脐乃"神阙穴"，是经络的总枢，艾条灸肚脐可以温阳散寒，健脾和胃，补益气血，消食导滞。神阙穴就好比是一颗大树的根，胎儿时期就是靠这个根来吸取营养，这个根连通十二经脉，无处不到，她的神奇疗效也证明了我的喜爱是正确的。另一方面，我从西医的角度来分析，肚脐组织薄，有丰富的血管网，对药物及灸疗的敏感度高，易于穿透，有利于吸收。

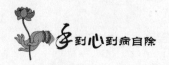
　　我分析这种方法能取得那么好的效果，是利用经络穴位的作用，借艾条燃后的热力透入穴位，对穴位进行刺激，激发小孩自身的能量。这简单的方法蕴涵着如此深奥的道理，可见中医的博大精深。而且可以避免药物的毒副反应和打针吃药所受的罪。艾条熏灸治疗婴小孩腹泻使用方便，费用低，无痛苦，确实是婴小孩腹泻的好方法，我认为值得推荐给所有的家长使用。

　　我在这里提醒一下，小孩皮肤娇嫩，容易烫伤，一定要注意艾灸时观察皮肤，不时用手摸摸烫感情况。最好等小孩入睡后来操作，根据所灸穴位取不同卧位，如神阙和足三里最好取仰卧位，脾俞、肾俞、龟尾穴取俯卧位或侧卧位。要注意只暴露艾条穴位，以防受凉。

　　另外，在这里再介绍一个小窍门来对付小孩腹泻，就是给小孩喝米汤。米汤性甘平，有养胃生津的作用，喝热米汤，发发汗，还有驱寒邪的作用，其适用于肠胃功能较弱的小孩。

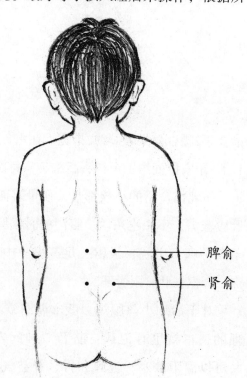

脾俞

肾俞

**捏脊配合补三经，小孩尿床不再是问题**

　　对7岁左右的小孩尿床，采用捏脊和按揉穴位最有效。依我的经验，一般捏脊1个星期，就能手到病除，孩子基本不再尿床，再巩固1个星期就能痊愈。捏捏后背就能治好小孩尿床，而且还能增强小孩免疫力，这种好方法我一定要推荐给家长们。

　　小孩尿床是很平常的事情，我这里所讲的需要治疗的小孩是指：3岁以上小孩睡觉时，每天晚上都尿床1次以上。这不但增添家长的麻烦，而且还会造成小孩的心理压力。依我分析，这种小孩的身体情况多数是肾气不足，体质弱。虚证当以补法。西医治疗这种病没什么好法子，治疗这些孩子我从来不用针和药，只用小孩的经络来解决问题，进行内病外治。我在孩子相应的经络、穴位上运用捏、拿、擦等手法来治疗，取得了意想不到的疗效。

　　我给小孩用捏脊配合补脾、肾、肺经，顺时针旋推小孩的大拇指面、小指面和无名直面。推三关、清天河水，天河水就在手臂阴面正中间的那条线，自腕至肘呈一直线，沿那条线从小孩的腕向肘推。揉小天心，小天心穴在大小鱼际交接凹陷中，用指端按揉。揉丹田、关元、气海；揉龟尾，揉三阴交，三阴交在小孩的内踝尖直上四指宽。推三阴交。

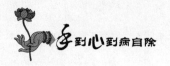 

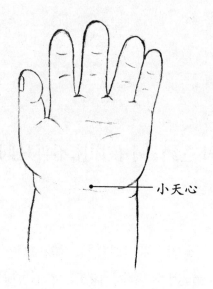

小天心

　　捏脊的方法很简单，我在这里给家长们介绍一下，先让小孩趴着，露出后背，家长们用双手拇指和食指捏起小孩后背的皮肤，从长强穴，就是脊柱的尾骨端，一直沿着督脉，就是脊柱中央，向上提捏至大椎穴，大椎穴在第7颈椎棘凸下，就是一低头时凸出最高的颈椎。采用"捏三提一"法。就是捏3下，然后提1下皮肤，如果有食积的小孩，提的时候会手感有咯噔一下的感觉。像这样子反复捏脊6～10遍，看到小孩后背的皮肤有潮红的颜色就可以了。然后再用手掌来回擦腰骶部，感到小孩的腰骶部有透热的感觉就可以了。我一般捏脊用大概5～10分钟。

　　经过我治疗的小孩大部分都没有再尿床，但有一部分小孩的尿床问题是属于遗传性，这就比较难解决，需要长期地给小孩捏脊才能调理过来。

　　用捏脊治疗小孩尿床的效果真的很不错。给小孩捏脊没有创伤，没有副作用，操作简单，效果好，不用受打针吃药的苦，还能全面改善小孩的体质，相信家长们一定会接受这种好方法。但要注意在捏脊的时候力度一定不要过重，一开始小孩肯定会痛得哭闹，但没关系，过一段时间，习惯了就会越捏感觉越舒服，还会喜欢上捏脊的感觉。

我曾经治疗一个6岁半的小男孩，这小男孩从4岁时就开始每夜尿床，他的父母认为这小孩年龄小，没引起重视。但近两年来，这小孩每夜尿床2次以上，小孩心里十分痛苦。小男孩表现为没有胃口，小便清长而频，身体疲倦。我观察这小孩面色白，毛发稀疏，没有光泽。我断定这是肾气不足的表现。我用上面的方法给他1天推拿1次。5天后尿床止住，推7天后，胃口大开，面色红润，半年后，小男孩没有再尿床了。

##  流口水的治疗——祛除小孩体内的脾热

流口水是指儿童口涎不自觉地从口内流出来，以3岁以下的小孩最为多见。长期流口水可引起口周潮红、糜烂，影响饮食。西医认为小孩流口水是因为小孩吞咽功能障碍所致，中医认为本病多因脾胃积热或脾胃虚寒所致，因口水是脾之液，所以问题出在脾脏。脾胃积热就不能制约口水。

中医认为口角流口水有盛实之分。实证多阳明积热所致，《疡医大全》谓之："小儿心胃火盛，康泉穴开，则口水流水不绝。"

小孩流口水是一种普通的症状，所以容易被医家及病家忽视，有些父母对此也往往一笑了之。但当这一症状对小孩的日常生活有影响而严重时，家长才焦急求医。目前中西医都没有特效的控制流口水的药物。而利用小孩的经络却有好办法，用下面这套手法对付小孩流口水，可以收到满意的疗效。

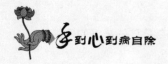

按揉地仓、承浆、廉泉、合谷、足三里。分别推阴阳5分钟，清脾土5分钟，清鱼际5分钟，清心经3分钟，在小孩的中指面由指端向指根方向直线推动。补肾水3分钟，清天河水3分钟，天河水就在手臂阴面正中间的那条线，自腕至肘呈一直线，父母沿那条线从小孩的腕向肘推。推六腑3分钟，六腑在小孩前臂阴面靠小指那条线，父母用大拇指面或食中指面自肘推向腕。揉涌泉2分钟。

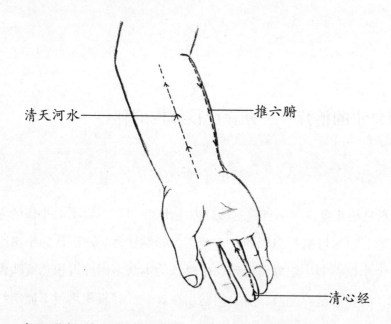

每日进行1次，每次30分钟，10次为一个疗程。

我曾治疗一个1岁半的小女孩，这小孩出生后5个月开始流口水，因为不是什么大病，所以开始的时候并未引起注意，以后逐渐加重，引起唇周红赤，下颌因口水刺激而赤红糜烂，每天圈兜需要换4块左右，我观察这小孩形体消瘦，面颊及唇舌红赤，烦躁不安，纳差，便结，指纹紫。我断定这是脾胃实热的表现。

我给这小孩按揉地仓、承浆、廉泉、合谷、足三里。分别推阴阳穴5分钟，清脾土5分钟，清鱼际5分钟，清心经3分钟，在小孩的中指面由指端向指根方向直线推动。补肾水3分钟。清天河水3分钟，天河水就在手臂阴面正中间的那条线，自腕至肘呈一直线，我沿那条线从小孩的腕向肘推。推六腑3分钟，六腑在小孩前臂阴面靠小指那条线，用大拇指面或食中指面自肘推向腕。揉涌泉2分钟。2次后流口水减少，以后逐日好转，第7日流口水基本消失，10天治好。

推拿中清脾土、清鱼际，是为了清热泻脾，通大便以除胃中之热；清天河水、推六腑、清心经、补肾水以泻心火，利小便给邪以出路；分阴阳、揉涌泉，以调气行滞，引火下行。止小孩口水需要求本，调理脾胃才能达到止流口水的目的。

 **如何让夜啼郎乖乖睡觉**

夜啼，俗称是夜哭郎，多见于未满月的婴儿，以及半岁以内的小婴儿，有的小孩时哭时止，一会儿好，一会儿坏，有的小孩每天到三点钟就哭闹不止，还有的孩子通宵达旦的，一到天黑就哭，一直哭到第二天天亮。小孩夜啼是一种常见病，往往不被人们重视。我认为，它既影响了小孩的健康成长，也影响了父母家人等的工作、休息，应该重视，积极治疗。

我的治疗原则以安神益脑为主。我治疗小孩夜啼的推拿手法是：清心经，在小孩的中指面由指端向指根方向直线推动。按揉百会穴，捏脊，即轻轻捏起小孩皮肤，从龟尾穴开始，就是从尾椎处开始，沿脊柱

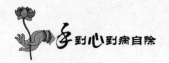

向上推移，至大椎穴止。应沿直线捏，不要歪斜。捏拿肌肤松紧要适宜。在捏最后一遍时，常常捏三下，向上提一次，称为"捏三提一"，一般捏3～5遍，以皮肤微微发红为度。鸣天鼓10次，父母们用双手掌横向分按两耳，掌根向前，五指向后。以食、中、无名指叩击枕部为鸣天鼓。摩腹3分钟，父母用手掌按住小孩的腹部，手心对肚脐，右手叠放在左手背上按顺时针方向绕脐揉腹。

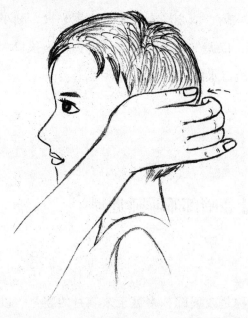

鸣天鼓

如果小孩哭闹，脸色苍白，可以再加以下手法：推三关，三关在小孩前臂阳面靠大拇指那一直线，从腕推向肘；另外还需揉肚脐。

如果小孩面红耳赤的，再加以下手法：推脊柱，摩腹3分钟，父母用手掌按住小孩的腹部，手心对肚脐，右手叠放在左手背上按顺时针方向绕脐揉腹。

如果是由于受惊吓引起的，加清肝经300次，在小孩的食指面由指端向指根方向直线推动为清。

脾脏虚寒：加摩腹300次，推三关300次。三关在小孩前臂阳面靠大拇指那一直线，从腕推向肘。

食积：加摩腹300次，推下七节骨300次，七节骨在第四腰椎至尾椎上端成一直线。父母用大拇指自上而下直线推动称推下七节骨。

心火盛：加清心经300次，在小孩的中指面由指端向指根方向直线推动。清天河水300次，清天河水在左前臂正中，从腕关节到肘关节成一直线，用食中二指螺纹面，从腕关节到肘关节直推。

我曾经治疗一个15天大的小男婴。15天来，小孩每晚约22时以后，啼哭不止，烦躁不安，面赤唇红，舌尖红，指纹紫。我诊断为心火盛，即按以上所述方法治疗2次就好了。

小儿科古人谓之哑科，小孩尚不能言语，不能说明病因病情，有何不适则以啼哭为主。我体会到治疗小孩夜啼，药物治疗疗效不佳，而积极采用推拿治疗。在人体体表特定部位通过手法所产生的刺激调整体内脏腑经络气血的功能，从而达到治疗目的。家长在家就能给小孩进行调理，疗效显著，值得推广进入每个家庭。

**第五章**

凭借自己的双手，就能解疲劳、去烦恼

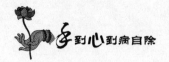
 ## 缓解眼疲劳只需掌握一套美颜明目穴位操

为什么办公室一族经常会感到眼睛干涩、疲劳呢?

原因就是长时间盯着电脑屏幕进行工作和娱乐。据统计,1天在电脑屏幕前工作3小时以上的人,有八成人会有眼睛疲劳、头痛、肩颈酸痛。眼睛是我们的心灵之窗,要保护好它,除了尽量少用电脑这个最直接的方法外,也可以做做"美颜明目穴位操"。

美颜明目穴位操的步骤如下:

❋ **第一步:意守明目**

自然站立,抬头望天约1分钟,再低头望地1分钟。然后闭目静坐。将意念集中于双眼,舌抵上腭,自然呼吸。

❋ **第二步:按睛明穴**

食指尖点按睛明穴,按时吸气,松时呼气,共36次,然后轻揉36次,每次停留2~3秒。

❋ **第三步:揉按四白穴**

略仰头,眼光下移到鼻翼的中点。按时吸气,松时呼气,共36次,然后轻揉36次,每次停留2~3秒。

### ❀ 第四步：揉按太阳穴

按压太阳穴（眼尾与眉梢之间凹陷处）。按时吸气，松时呼气，共36次，然后轻揉36次，每次停留2～3秒。

### ❀ 第五步：按压攒竹穴

攒竹穴在眉毛内侧顶端。按时吸气，松时呼气，共36次，然后轻揉36次，每次停留2～3秒。

### ❀ 第六步：按压风池穴

风池穴在耳后枕骨下。按时吸气，松时呼气，共36次，然后轻揉36次，每次停留2～3秒。

### ❀ 第七步：凝神浴面

将两手掌心搓热，吸气，两手由承浆穴（嘴角）沿鼻梁直上至百会穴（前额），经后脑按风池穴，过后颈，沿两腮返承浆穴，呼气，做36次。

除了多做这套美颜明目操外，在生活细节中也要多加保护，主要是从以下四点坐起：

（1）平时注意眼睛卫生、起居作息正常、少熬夜。

（2）少吃辛辣、烤炸食物。

（3）每工作30分钟让眼睛适度休息。

（4）在冷气房里放一杯水避免过于干燥，并且多喝开水。

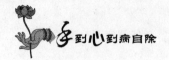

 **防治"鼠标手"的按摩小方法**

现代上班族在工作往往离不开电脑的帮助，这使得患"鼠标手"的人越来越多，"鼠标手"多是腕关节劳损，这是因工作性质所引起的慢性劳损，或因直接、间接暴力引起腕关节外伤的后遗症。表现为腕关节经常疼痛，用腕稍多则疼痛加重，甚至腕部肿胀、活动受限、关节无力、关节弹响、局部压痛等。

以下是防治"鼠标手"的经络按摩方法，只要你能每天抽出几分钟做做，就能有效地防治"鼠标手"。

首先是预备动作。取坐位，腰微挺直，双脚平放与肩同宽，左手掌心与右手背重叠，轻轻放在小腹部，双目平视微闭，呼吸调匀，全身放松，静坐1～2分钟。

接下来，就可以开始做按摩了：

**※ 捏揉腕关节**

将健肢拇指指腹按在患腕掌侧，其余四指放在背侧，适当对合用力捏揉腕关节0.5～1.0分钟。

功效：疏通经络，活血止痛。

❀ **合按大陵穴、阳池穴**

将健肢拇指指腹放在患腕大陵穴，中指指腹放在阳池穴，适当对合用力按压0.5～1.0分钟。

功效：疏通经络，顺滑关节。

❀ **按揉曲池穴**

将健肢拇指指腹放在患肢曲池穴，其余4指放在肘后侧，拇指适当用力按揉0.5～1.0分钟。以有酸胀感为佳。

功效：调节脏腑，活血止痛。

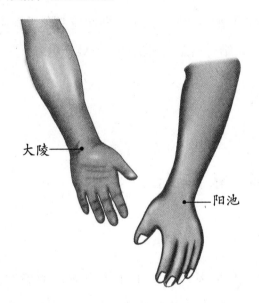

❀ **按揉手三里穴**

用健肢拇指指腹按在患侧手三里穴，其余四指附在穴位对侧，适当用力按揉0.5～1.0分钟。

功效：理气和胃，通络止痛。

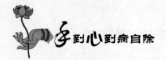
❋ **摇腕关节**

用健手握住患肢手指，适当用力沿顺时针、逆时针方向牵拉摇动
0.5～1.0分钟。

功效：活血止痛，滑利关节。

❋ **捻牵手指**

用健侧拇、食指捏住患指手指，从指根部捻动到指尖，每个手指依
次进行，捻动后再适当用力牵拉手指。

功效：活血通络，滑利关节。

以上手法可每日做1～2次，在治疗期间应避免手腕用力和受寒，疼
痛较甚时可做热敷，结合痛点封闭治疗，疗效会更好。

 # 提神醒脑，靠手就行

在现代社会，有很多人因为工作压力大，或者饮食、作息无规
律，结果导致在工作和生活时常常感觉到大脑迟钝、精力不集中、工
作没有效率，身体状况也随之越来越趋近于亚健康，如何改变这种情
况呢？其实，只要，你动动"手"，就可以有效地提神醒脑，不信的
话，你不妨试一试下面两个动作。

❋ **手指交叉可提神**

就是把双手手指交叉地扭在一起。或许有的人会把右手拇指放在上

面，有的人则后续把左手拇指放在上面。哪只手的拇指放在上面，产生的保健效果也是不一样的，因此，某只手拇指在上交叉一会儿后，要换成另一只手拇指在上交叉。在做这个动作时，如果感觉到不舒服，不要停止，这是很正常的现象，原因在于做了平时不怎么做的动作。这样做，会给大脑一种刺激，由此可以促进大脑功能的提高。

做几次上面的动作，然后，使手指朝向自己，某只手拇指在上，从手指根部把双手交叉在一起，并使双手手腕的内侧尽量紧靠在一起。紧靠一会儿后，换成另一只手拇指在上交叉。这也同样会给大脑以刺激。一般交叉3秒钟左右就要松开，然后再用力地紧靠在一起，反复进行几次。

### ❋ 拍击手掌来醒脑

每个人的手掌中央都存在着有助于增强心脏功能、开发大脑潜力的重要穴位。只要对此进行刺激，大脑的潜力就能得到开发，而喜欢早上懒得起床或白天爱打瞌睡的人，头脑就会变得清爽。那么，怎么来刺激手掌中央的重要穴位呢？方法很简单，只要强烈地拍击双手手掌就行。

一般来说，把双掌合起来拍击时会发出"啪啪"的声音，这个声音通过听觉神经传到大脑，可有效增强大脑功能，使大脑保持清爽的状态。这种锻炼方法很简单，随时随地都可以做。比如，一些女性早上喜欢睡懒觉，想克服这个毛病，就可以把双手向上方伸展，用力地拍击手掌3～5次。然后，把向上方伸展的双手放在胸前，再用力拍击3次。应该注意，手腕要用力伸展，尽量使左右手的中指牢牢地靠拢。

这个动作的效果很明显，会使头脑的模糊和心中的烦躁完全得到消除。保持清醒的头脑，是工作和生活的有利因素。而通过拍击手掌，就可以精力充沛地进行学习和工作，并能提高效率。

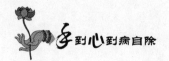

 **按压耳朵上的穴位可帮助你控制食欲**

在造成亚健康的众多原因中，暴饮暴食、偏食、挑食会引起营养不均衡，人为地造成"亚健康"，是重要的原因之一。根据中医理论，人的耳廓上有几个穴位是与大脑控制食欲的中心相连的，刺激这些穴位就能减少食欲，告别暴饮暴食的不良恶习。

❀ **控制饥饿**

食指按压右耳的饥饿点1分钟，换左耳做同样的动作。

这个动作的经络原理在于：当肠胃向控制食欲的下丘脑发出"我饿了"的信号时，人就会有进食的欲望，而按压相应的穴位能起到阻止信号传递的作用。

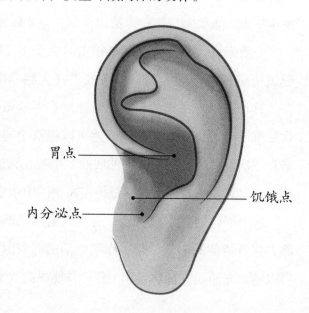

胃点

饥饿点

内分泌点

❀ **避免压力下进食**

拇指和食指捏紧右耳的神门穴，保持1分

钟，然后换左耳做同样的动作。

这个动作的经络原理在于：很多时候人们吃的过多，并不是身体真正需要，而是压力使然。按压神门穴能安抚身体，减少紧张，使刺激食欲的神经得到放松。

### ❋ 延长饱足感

用食指敲打右耳的内分泌点穴位60下，换左耳重复。

这个动作的经络原理在于：按压内分泌点穴位可使下丘脑限制导致饥饿的激素产生，并增加使人产生饱足感的激素分泌。

### ❋ 减少腹部脂肪堆积

用小指轻轻敲打右耳的胃点穴位60下，换左耳重复。

这个动作的经络原理在于：腹部脂肪堆积是由于胃胀气和消化不良引起的，对胃点的刺激可以使消化激素活跃，提高消化能力分解多余的食物。

 ## 按摩这6个穴位可以帮你消除疲劳、恢复精神

### ❋ 腰背酸困加疼痛，承山、昆仑来帮忙

外出旅游的人都会有腰酸腿痛的感觉，有些人用力不当，还会造成腰背四肢肌肉的扭挫伤。这种情况下，按揉小腿后面的承山穴和外踝后

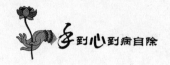

方的昆仑穴，可帮助消除腰背的疼痛

这两个穴位按起来都会觉得比较酸痛，但按摩后却会感觉很轻松。

承山穴和昆仑穴是专门治疗腰背疼痛的穴位，进行正确的按摩，就能很好地解除腰背的酸痛了。手法不难掌握，承山穴主要是找到正确的位置（相当于小腿后方的正中间，由上方肌肉丰厚处向下滑移，至肌肉较平处即是），用手指按住此穴，坚持1～2分钟，或揉此穴5分钟亦可。昆仑穴可用手指按住外踝后的凹陷处，向后面的大筋拨动1～2分钟。

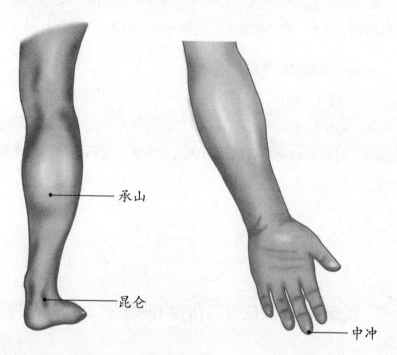

承山

昆仑

中冲

## ❋ 头昏体沉没精神，风池百会连中冲

很多人为了玩得尽兴，夜间赶路或熬夜狂欢，一路下来，头脑昏昏沉沉不说，眼睛酸胀不适，记忆力也下降了许多。

配合艾灸或按摩百会穴（头顶正中凹陷），揉风池穴（在颈项后两侧大筋两旁的凹陷中）和掐按中指末端的中冲穴，可帮助你在较短的时间里恢复精神。

百会穴是百脉之会，善于调节所有阳脉的功能，在此做艾灸，可有效增加大脑的血液供应，使精力快速恢复。百会穴被头发遮盖，因此，做艾灸时，需用一片厚纸盖住，以免头发被艾火烧到。按摩风池穴，每天10分钟，对脑部、颈部的疲劳恢复非常有益，方法是：按住风池穴所在的陷窝，坚持不动半分钟到1分钟，然后缓慢地按揉此处。按摩中冲穴可排解体内的郁气，使气血畅通，是消除头脑昏沉很好的辅助方法，可不拘时间，随时操作。

此外，对消除疲劳、增长精神来说，用热水泡脚，搓足心的涌泉穴，是值得推荐的好方法。

 **肩膀酸痛，每晚按揉锁骨窝帮你解决烦恼**

不管你是脑力工作者，还是体力工作者，总免不了会肩膀疲累、酸痛。解决这种算不上大病的小问题，用自我按摩的方法最实惠。

事实上，针对肩膀酸痛的轻度症状，自己在家按摩就可以了。具体操作方法是，肩井穴和缺盆穴结合起来按摩。肩井穴是我们在按摩肩部时一个很重要的穴位，位于大椎与肩峰端连线的中点上，有治疗肩酸痛、头酸痛，以及落枕等问题的作用。缺盆穴则位于人体的锁骨上窝中央，可以很好地配合肩井缓解肩酸背痛。

按摩有拿捏、按揉等手法，建议可用手掌的大鱼际来按摩缺盆穴，

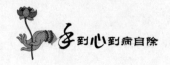
同时用手指按摩肩井穴。按摩时一定要轻柔，力量要适中，以舒适为主，不要用力过猛，否则可能会损伤到肌肉组织。

这种操作每天只需做1次，一般选在晚上比较好，时间不要超过半小时。另外，在操作之前，配合一些热疗法，效果会更好。如用热毛巾敷，对肩部进行淋浴、泡浴等。时间也不要过长，20分钟足矣。还可以配合进行一些肩臂的活动，如扩胸运动、上举或托举动作、头部上昂轻转、牵抖肩臂（需家人配合）等，但动作一定要轻柔，三五次即可。按摩后要注意适当休息，避免寒凉刺激，更不要再度损伤。

特别提醒，按摩这种外治疗法也有禁忌。如心、肺、肾等重要脏器功能有严重损害的，患有皮肤病、传染性疾病、精神病、肿瘤、骨折、外伤、烧伤的，以及妊娠或酒后等情况均应慎用或禁用。

##  改善睡眠质量的按摩方法

不少失眠者，动不动就会吃安眠药，时间长了甚至会上瘾，还会产生耐药性。其实，祖国医学的推拿、导引等方法，对失眠都有很好的效果，特别是轻度睡眠障碍，只需一些按摩小方法，就能够调节和放松机体，改善睡眠质量。

根据传统中医理论，失眠的原因主要为脏腑功能紊乱，尤其是心的温阳功能与肾的滋阴功能不能协调、气血亏虚、阴阳失调等。所以，我们应该着重运用交通心肾、调节气血的手法。按照经络归属，可以用拇指按揉以下穴位：内关，神门，三阴交。内关穴位于掌心面，手腕横纹上2寸（同身寸，即每个人自身大拇指的宽度为1寸），掌长肌腱与桡侧腕屈肌腱之间。神门穴位于掌心面的手腕横纹上，尺侧腕屈肌腱的桡侧凹陷处。三阴交在小腿内侧，足内踝尖上3寸可以摸到胫骨，它就在胫骨的后方。这三个穴互相配合，每天按揉5至10分钟，就可以起到安神定志的作用。

中医认为脑为元神之府，所以也应该重视头部的气血供养。在休息或看电视等闲暇时间，我们可以用单手梳理头皮数次。方向是从额头的发际线开始，沿头皮到颈部的发际线终止。这样，5个手指可以分捋头部的督脉、膀胱经、胆经，达到镇静安神，平肝潜阳的作用。

根据中医辨证的不同，还可以添加不同的按摩手法：如果是心情烦躁引起肝郁化火型失眠，可以用手指揉擦脚掌心，即我们常说的涌泉穴。这样可以引火下行，平抑肝火。如果是体质虚弱，属心脾两虚型，可以做摩腹手法。具体方法是，躺在床上，用手掌心环绕神阙穴（即肚脐）做逆时针抚摸（注意一定要逆时针）。如果平时多表现面色潮红，感觉手心发热，多属阴虚火旺型，可以揉捏太溪穴。太溪位于足内侧，内踝尖与跟腱之间的凹陷处，用拇指点按可以交通心肾，安心睡眠。

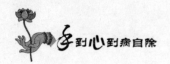

 # 随时都可以拿来防病治病的7种常见手疗方法

手疗是运用一定的按摩手法或按摩工具在双手特定的反射区或穴区进行按摩而达到防病、治病目的的一种物理治疗方法。手疗作为中医推拿按摩的重要组成部分，对疾病治疗效果较好，安全无毒副作用，而且经济、简便、直观，且易于学习推广和普及。本篇简要介绍日常手部按摩的8种简易手法，供读者日常锻炼实践。

❉ **对按十指法**

双手十指指腹相抵，用力挤压，然后逐渐放松，反复3～5次。此法可强壮心肌，对于患有心血管病的朋友有很好的疗效。

❉ **双手对插法**

双手十指交叉，用力对插，然后逐渐放松，反复3～5次。此法可刺激神经中枢，缓解日常工作和学习的疲劳。

❉ **旋转关节法**

双手十指交叉，旋转两手腕关节，持续时间1分钟。此法可贯通人体经脉，促进血液循环，还可滑利关节，预防骨质疏松。

### ❋ 反掌伸筋法

双手十指交叉，反掌向身体正前方伸展，待双臂达到伸展极致之后，再随即向上移动，反复3～5次。此法可伸展手臂和躯干筋骨，有效防止手臂和肩腰部疾病，如肩周炎、腰椎间盘脱出症、慢性腰肌劳损等。

### ❋ 十指按揉法

按揉手指，依左手至右手、先拇指后小指顺序，持续时间1分钟。按揉手指时应按中有揉，揉中有按，既要按揉全面，又要对于按揉中的手部痛点多花一些时间。此法可显著解除头部疼痛，增强脏腑功能，中医手疗歌诀称"常揉拇指健大脑，常揉食指胃肠好，常揉中指能强心，常揉环指（无名指）肝平安，常揉小指壮双肾"。

### ❋ 指甲揉捏法

按捏十指指甲，依左手至右手、先拇指后小指顺序，持续时间1分钟，本法可与十指按揉法合并练习。在按捏过程中，如遇到比较疼痛的指甲，可多花一些时间。此法可刺激神经，对于延缓老年智力衰退、增强记忆力都有很好效果。

### ❋ 旋摩"四关"法

"四关"是指左右手腕部和肘部区域。中医手疗理论认为，左右手腕部区域是人体五脏（心、肝、脾、肺、肾）与外部的重要联络区，而肘部区域则是六腑（大肠、小肠、胃、胆、膀胱、三焦）与外部的重要联络区。旋按"四关"法是指用右手手掌握住左手手腕，围绕腕部区域旋转摩动，直至感到温热，然后右手手掌移至肘部区域，旋转摩动，直至感到温热，持续时间1分钟。随即换手，以左手手掌握住右手手腕和肘部，重复做同样动作，持续时间也是1分钟。此法可刺激提高五脏六腑功

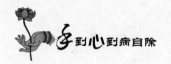
能，通行全身气血，保健效果明显。

##  揉腹养生，祛病延年寿更长

中医认为，人体的腹部为"五脏六腑之宫城，阴阳气血之发源"。现代医学研究则指出，揉腹可使胃肠及腹部肌肉强健，血液和淋巴液的循环增强，有利于肠蠕动和消化液的分泌。揉腹不但可防病，而且对许多慢性病如糖尿病、肾炎、高血压、冠心病、肺心病等，都有辅助治疗作用，所以揉腹是自我养生保健的最好方法之一。

### ❀ 揉腹的意义

（1）通和上下调理阴阳。揉腹可通和上下，调理阴阳，去旧生新，充实五脏，驱外感之诸邪，清内生之百症。现代医学认为，揉腹可增加腹肌和肠平滑肌的血流量，增加胃肠内壁肌肉的张力及淋巴系统功能，从而加强对食物的消化、吸收，明显地改善大小肠的蠕动功能，可起到促进排便的作用，从而预防和消除便秘，这对老年人尤其需要。

（2）腹部按揉利于减肥。揉腹可以使胃肠道黏膜产生足量的前列腺素，能有效地防止胃酸分泌过多，并能预防消化性溃疡的发生。揉腹还可以减少腹部脂肪的堆积。这是因为按揉能刺激末梢神经，通过轻重快慢不同力度的按摩，使腹壁毛细血管畅通，促进脂肪消耗，防止人体大腹便便，从而收到满意的减肥效果。

（3）睡前按揉有助睡眠。揉腹有利于人体保持精神愉悦。睡觉前按揉腹部，有助于入睡，防止失眠。对于患有动脉硬化、高血压、脑血管疾病的患者，按揉腹部能平熄肝火，使人心平气和，血脉流通，起到辅助治疗的良好作用。

### ❈ 揉腹防疾病

（1）胃、十二指肠溃疡病。每天早、中、晚饭后各揉腹1次，每次约揉5分钟，可达到辅助治疗溃疡病的目的。因为胃溃疡病的发生与胃酸分泌过多有关。经常揉腹，可促使前列腺素分泌增加，阻止胃酸过量分泌，防治溃疡病。

（2）慢性肝炎。每天早、晚坚持揉腹，则舒肝解郁、调理脾胃，可解除肝区隐痛、腹胀不适、食欲不振等。

（3）手术后肠粘连。患者在伤口完全愈合后，进行自我腹部摩擦，可防手术后肠粘连的发生。一般应在每天早晨起床前、上午10点、下午3点钟和每晚睡前各揉1次。揉腹能促使肠道蠕动，有利于局部组织对手术后渗出液吸收。

（4）便秘。每天早、晚各揉腹1次，每次揉5~10分钟。腹部摩揉可有效地增强肠道蠕动，产生便意。

（5）失眠。每晚睡前坚持揉腹，可使人尽快进入梦境。因揉腹是一种单调而机械的运动，很容易使神经系统感到乏味而产生睡意。

（6）肥胖症。每天上午、下午和睡前各揉腹1次，每次揉腹20分钟。揉腹可产热，将脂肪转变为能量供人体利用，而达到减肥之目的。

### ❈ 揉腹的方法

一般选择在夜间入睡前和早晨起床前进行，排空小便，洗净双手，取仰卧位，双膝屈曲，全身放松，左手按在腹部，手心对着肚脐，右

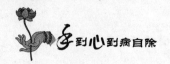

手叠放在左手上。先按顺时针方向绕脐揉腹50次，再逆时针方向按揉50次。按揉时，用力要适度，精力集中，呼吸自然，持之以恒，一定会收到明显的健身效果。

##  常搓三个部位，健康长寿搓出来

### ✵ 搓面部

在疲劳时搓一搓脸，不仅面部舒服，而且眼睛明亮，感觉神清气爽。搓脸的好处不仅仅舒展面神经和表情肌，更重要的是可防止面神经炎、视力减退、预防感冒。搓脸时的轻重以自己的感觉而定，但宜稍重一些；搓脸时的速度以每秒1次为宜。每日搓脸3～5次为宜，每次不少于5分钟，直到脸上有热烘烘的感觉为止。干性皮肤的人在搓脸时手法不要太重，速度也不要过快，以免搓伤皮肤。

### ✵ 搓腰眼

腰眼位于第3腰椎棘突下旁开3.5寸的凹陷处。中医认为，腰眼居"带脉"，为肾脏所在部位。肾喜温恶寒，常按摩腰眼能温煦肾阳、畅达气血。中医认为，用掌搓腰眼和尾闾，不仅可以疏通带脉和强壮腰脊，而且还能起到固精益肾和延年益寿的作用。按摩时，两手对搓发热，紧按腰眼处，稍停片刻，然后用力向下搓到尾闾部位（长强穴）。每次做50～100遍，每天早晚各做1次。搓外后两手轻握拳，用拳眼或拳背旋转按摩腰眼处，每次5分钟左右。

### ❀ 搓脚心

　　人体在脚心上反射区较多，常搓脚心能起到补脑益肾、益智安神、活血通络的疗效，还可以防治健忘、失眠、消化不良、食欲减退、腹胀、便秘和心、肝、脾、胆等脏器病症。搓脚有干搓和湿搓两种。干搓时左手握住左脚背前部，用右手沿脚心上下搓100次，以使脚心发热；换用左手搓右脚脚心。搓的力度以自己舒适为宜。湿搓时把脚放在温水盆中，泡至脚发红，再按干搓的方法搓。

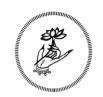

第六章

## 心宽病自去——先治其心后治其身的养生祛病之道

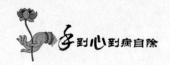

##  把病痛当作上天赐予自己的礼物

有一位老太太要乘飞机出行，但飞机起飞前天气情况不太好，被迫停飞。当时，随同的子女们都感到非常的失望和沮丧。可是，那位老太太却说："我们今天得到了一份小礼物——我们需要待在这儿几小时。"然后她又接着对子女们说："其实，世上的艰难困苦也会像今天这种情况一样不可预知，但如果我们视其为上天恩赐给我们的礼物，那么我们的生活便会减少许多的悲伤，平添许多的快乐！"

当我们的身体出现病痛的时候，我们不妨把病痛当作生命的礼物，这样会让我们更加珍视生命的存在。

心理学研究表明，疾病对人的心理影响是十分明显的，甚至远远超过了生理影响。如患明显的心血管系统和神经系统疾病的人，其记忆力明显低于正常人；患高血压、冠心病的人还容易变得焦虑、急躁、恼怒。一些长期被疾病折磨的老年人，心情也容易变得恶劣、沮丧、抑郁、消沉，对治疗失去信心，甚至整天沉默寡言、心情沉重，不愿与任何人接触；有的"自暴自弃"，不与医护人员合作，不遵医嘱服药；有的病人因久病卧床，生活不能自理，靠他人照料伺候。时间一久，觉得自己成为家人或亲友的累赘或负担，思想焦虑、内疚、痛苦，甚至产生"自杀"的念头。

不难看出，上述心理状态，不仅对治病无益，反而，还会加重病情的进展，使机体更难早日康复。因此及时排除病人的消极心理情绪，对配合医生积极进行治疗是至关重要的。

俗话说得好："人吃五谷，哪能无病。"生老病死是不可改变的自然规律，有了疾病后，就得配合医护人员积极治疗，要及时排除各种影响治病的消极心理情绪。随着现代医学科学技术的发展，绝大多数疾病都是能够得到治疗或使病情减轻的，即使是癌症，只要早治，也能得到有效的控制或根治。我们应该对治病保持信心，不急躁，不消沉，不畏惧。要始终保持镇定、冷静、沉着、乐观、开朗的心情，与病魔做顽强的抗争。

心理学的研究与临床的大量观察证明，心理因素既可以诱发与加剧疼痛，也可以延缓与抑制疼痛。因此利用心理方法控制疼痛是当今控制疼痛的四大方法之一（其他三种方法分别为外科手术、药物镇痛和生理学方法）。心理镇痛方法之所以有效，是由于疼痛的本质是由一些"发痛物质"引起的心理和生理现象。

心理调节好，疾病康复早。一些人患病后，由于心情不好，肝火太旺，所以变得特爱发脾气，常常为一些芝麻大点的小事大动肝火，俗称"无名火"。猜疑心理使得他们不相信医生和亲属向他们所讲的病情，会怀疑是一些骗自己的安慰话，因此内心总是处于一种不安的状态。病人到医院进行诊治时，就应该对治疗医院和医生有一个基本的信任，认准就一定要坚持下去，不能朝三暮四，结果反而贻误了治病的良机。所以在内心深处，一定要相信自己是能够治好的，医生是会有办法的。这样配合治疗，一定会起到十分积极的效果。在一些病人的思想中，常常希望吃药后"立竿见影"，术后"手到病除"。但是愿望归愿望，事情却没有那么简单，对于任何病症，都不可能是速战就能速决的。病人如

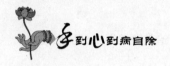
果因此产生了急躁心理，失去了治疗信心，会使病情更为恶化。因此，病人面对自己的病情，要有打大仗、打恶仗、打长仗的思想准备，内心不急不躁，一切按治疗的"既定方针"进行。

病人与周围人的关系是否和睦，对于他的病情能不能好转，十分重要。如果能和各方友好相处，就能减轻内心的压力，心情愉快，集中"兵力"去与疾病作斗争。为搞好各方面的关系，病人首先一定要学会心理换位，凡事多从对方的角度考虑问题，多把家人往好的方面想想。要能理解家人照顾自己的艰辛与巨大的压力，体谅他们的不容易。其次要善于控制自己的情绪，不要"以病卖病"，无所顾忌地随意发泄，只管自己的嘴巴痛快，全然忘了别人内心的痛苦。在情绪快要爆发时要及时进行自我提示"不能发火""保持冷静"。不让自己对人随意发火，并不意味着不让自己的不良情绪得以宣泄，而是说一定要有个合理的渲泄方式，而不能只拿自己的亲人当攻击的目标。最后要注意多与他人交流，并在力所能及的范围内，多对他人尽一点自己的关心与照顾之意。与周围人的关系处好了，自己的情绪也就不容易变坏了。

当人的生命受到威胁时，焦虑本是一种很好的警告信号，使人对面临的威胁及时警觉并做出相应的反应。然而长期的、严重的焦虑，会引起人的内分泌功能失调，进而破坏其自然防御系统，当然就会影响身体的健康。

所以，对于患病的朋友来说，最好的状态莫过于把病痛当作上天赐给自己的礼物，让自己的生活少一些悲伤，多一些快乐，病痛便不会让我们觉得那么沮丧和可怕。

## 其实本无病，一疑百病生

一位年轻的公司经理，他有一份不错的工作和一个温馨的家。在他的面前是一条充满阳光的大道，然而他的情绪却非常消沉。他总认为自己身体的某个部位有病，快要死了，甚至为自己早早就选购了一块墓地，并为自己的葬礼做好了准备。实际上他只是偶尔感到呼吸有些急促，心跳有些快，喉咙有点梗塞。医生劝他在家休息一段时间，暂时放下手中紧张的工作。

他在家里休息了一段时间，但是由于对自己健康状况的担忧，他的心里却没有一刻安宁。医生只好建议他去海边度假。但美丽的沙滩、凉爽的海风并没有给他带来好心情，他却越发地感觉死神很快就要降临了。

最后，他的妻子只好陪他到一所有名的医院进行全面的检查。一位医生了解了他的情况以后告诉他，他的病症是由于吸进了过多的氧气引起的。医生让他再感到呼吸困难、心跳加快时，就向一个纸袋呼气，或暂且屏住呼吸。听到自己的病症有了结果，他感觉轻松了好多，离开医院时，医生送给他了一个纸袋，并告诉他遵医嘱行事就可以了。

此后，每当他的病症发生时，他就屏住呼吸一会儿。几个月后，他的症状完全消失，他生活得轻松快乐。

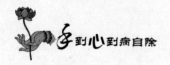

其实，有些人根本就没有什么病，只是一些身体正常的应激反应，却把他们搞得如临大敌。

退休后，许多人由于突然获得了大量的空闲时间，再加上思想上特别重视个人健康问题，因此在他们的头脑中每天都在思考着"我的身体哪个地方会出问题"。其实许多人感到身体不适，大多症结都在他们的心里上。

以前我们都会说"有病乱投医"，它反映了许多患病的人急于恢复健康的强烈愿望，但是现在我们却可以在医院看到许多"无病乱投医"的人，他们本来身体很健康，可是总以为自己的某些部位出了问题，想请医生给找出一两种疾病来，这样却难倒了医生们。

其实，对于任何事情，我们每天都在头脑中形成一种强烈的意识，那都会给我们的生活带来许多障碍。越重视健康的人，往往越不健康，因为他们不敢轻易地接受任何挑战，每一个健康长寿的人都不会时刻想着自己的健康问题。

人生在世，到处都有牵挂羁绊。年轻的时候，要尽供养父母的辛劳；成年以后，又增加了养育妻子儿女的责任。此外，还有穿衣吃饭的费用，公事私事的牵挂，在这些纷纭的事务中，要想超脱于尘世之外，隐身于山林之中，进行养生保健，是不切合实际的。"纵使得仙，终当有死"，人难以脱离人生的束缚。因此，我们没必要为保养身体而钻研、精通这门学问。

关于养生的方法，应从日常生活中入手，勤学常练，讲求节制。例如，在日常生活中，应注意爱惜和保养精神，调理与养护气息，起居应有规律，饮食不能过饱，穿衣冷暖适当。

## 心理的衰老比疾病更可怕，要常保一颗童心

老寿星之所以能益寿延年，跨入百岁的长寿殿堂，原因多多，但最重要的一条还是因为他们经常保持着一颗不泯的"童心"。

著名作家、百岁文坛泰斗冰心曾说过："人老并不可怕，可怕的是心老，心老易死。"科学调查也表明，一些童心常在、童心不泯的老年人，不但生活充满乐趣，而且身体非常健康。有童心的人，不会因年龄增长而失去对世界的好奇之心；有童心的人，不会因腿脚不便而放弃积极生活；有童心的人，更不会为了芝麻绿豆的杂事而烦恼。他们活得和孩童一样"天真"，和孩童一样愉快。

西方有谚语"有三岁老翁，也有八十岁的少年"，中国俗话也说"人有三岁之翁，有百龄之童"，这都表明，人不会仅仅因时光的流逝而变得衰老，只有随着童心的幻灭才出现了老人。一个人如果失去童心，也就失去了求知欲、好奇心、新鲜感。那么，即使是青春少年，那他看起来也是老态龙钟的"少年翁"；反之，即使年过古稀，如果依然保持童心，那他看起来也是鹤发童颜、青春无比的"老小孩"。

那么，什么样的心态才是拥有一颗"童心"呢？让我们先来看两个故事。

第一个故事说，以前有一户人家旁边新搬来一个女邻居，那个女邻

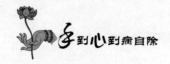

居搬来的第二天晚上突然停电了。正当她找出蜡烛，准备将蜡烛点燃时，门铃响了。她开门发现是邻居家的小男孩，于是就问有什么事。

小男孩说："阿姨，你们家有蜡烛吗？"

女邻居想："我才搬来第二天，他就跟我借蜡烛，以后还不定有多少麻烦。"于是便说："阿姨刚刚搬过来，忘了带蜡烛了。"

这时，那个男孩子却突然从背后抽出两根蜡烛，脸上带着得意和开心的神情说："我就知道你没带，喏，这个给你！"

女邻居沉默良久，羞愧地接过了蜡烛。

从这个故事我们可以看出，女邻居已经失去了那颗宝贵的童心，剩下的只是世俗的猜忌和敌意，相比之下，男孩子的童心是多么美好！他只是一心想着帮助他的邻居，因此会很开心。

第二个故事说，有个老板开了一间模型店。一天，有个孩子来到他的店里挑中了一个最精美也是最昂贵的飞机模型，然后拿出几块他收藏已久、非常精美的石头递给老板，作为交换。当他正要走出店门时，老板叫住他说道："用不了这么多，孩子，只一颗就够了！"他把其余的石头都还给了孩子，并且微笑着目送孩子离开。

很多人听说这个故事后，都认为那个老板傻。可是，这些人哪里知道，老板和这个孩子都找到了世界上最美好的一样东西，这就是那颗宝贵的"童心"——孩子用童心获得了飞机模型；老板用"童心"获得了好心情。也许，这个老板可能会损失一些钱财，但他却因此有了一颗可贵的童心，并以这样可爱的童心保护了一个孩子的尊严，这是再多的钱财也无法换来的收获。

大家都知道，身体的健康成长需要充足的营养，如蛋白质、脂肪、糖、无机盐、维生素和水等。事实上，心理学家指出，心理营养对于身体健康也非常重要，如果一个人严重缺乏童心，他的衰老速度就会加快。美国肯塔基大学的营养学教授大卫·斯诺登通过15年对衰老和老年痴呆症的研究，得出了这样的结论：现在孩子压力太大，这是不好的。因为，一个人青少年时代的快乐影响到他的将来。一个人在年轻时期如果能保持一种积极心态，将来就可能少生病，甚至可以延年益寿。这充分说明了一个人保持童心的重要性。

其实，不仅年轻人需要有童心，老年人也要保持一颗童心。

那么，老年人怎样塑造自己的童心呢？

多看童话书。一个简单的童话故事往往富含哲理。因此，老年人经常阅读童话书，不仅能捕捉到自己童年的生活乐趣，还能培养幽默感，充实生活。

追忆童心。老年人不妨经常追忆些童年时代的乐事，比如捉迷藏、放风筝、捉蝈蝈，或者外出游玩等，让童心再度萌发。

多存童乐。人到老年，往往会产生失落感、自卑感、孤独感，这些消极情绪对身体极为有害。无论遇到什么挫折，老年人都要尽量想得开，并保持乐观的情绪，以延缓老化的进程。

多交童友。老年人多喜欢和小孩一起嬉戏玩耍，并从孩子的言谈举止中重温童年时光，使心灵上感到极大的慰藉，这样既能消除老年人的心理压抑，又能驱散老年人的烦恼，减少孤独和寂寞感。

保持童心的好处多不胜数，如果一个人保持一颗童心，他就能对人保持一种善意，与人坦诚交往，这也会使自己心情宁静、平和；如果一个人保持一颗童心，他就乐于接受新事物、新观念，由此产生精神上的愉悦感，对人的身心健康大有裨益；如果一个人保持童心，他就能站在更高的位置上感悟人生，心情会更轻松，才能真正享受到生活的乐趣。

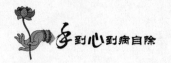
 **要保健，心态平衡是关键**

　　"要保健，心态平衡是关键"，这句话是从大家熟悉的健康谚语"千保健，万保健，心态平衡是关键"中提炼出来的。一个人只要拥有一个乐观、平衡的心态，就能够常保健康。对于这一点，相信大家都是赞同的。

　　那么，什么样的心态才是平衡的呢？心理学家告诉我们，看一个人的心态是否平衡，关键是看这个人是否有乐观的性格。具有乐观性格的人，更容易保持平衡的心态，更容易拥抱健康。

　　在美国的明尼苏达梅奥医院，医学专家们曾经对800多人进行了30年的跟踪研究，结果发现，性格乐观的被研究者的生存率远远高于原来的预期值。与此相反，性格悲观者的实际寿命则大大小于预期寿命，提前死亡的可能性高达19%。

　　无独有偶，美国肯塔基大学神经学教授大卫·斯诺登对圣母修女学院的678位修女进行的跟踪研究，其结果也证明了性格乐观有助于身体健康的观点。这项研究开始于1986年，一直进行了15年。研究结果表明，年轻时乐观积极的修女，年老时很少患老年痴呆症。相反地，容易焦虑、经常动怒的修女，到了老年后则更容易患中风和心脏病。

　　由此可见，性格积极乐观的人，其心态也是比较平衡的，其身体状况也是较好的。其实，那种悲观的性格也是可以改变的。正如美国宾夕法尼亚大学心理学系的马丁·塞利格曼教授所说："悲观情绪早期能得以确认，是可以改变的。所以情绪容易悲观的人可以参加简短的训练计划，改变他们对不幸事件的思虑，从而降低罹患疾病乃至死亡的风险。"

有着乐观积极的性格，往往是获得健康长寿的不二法门。例如，著名的百岁老人陈鑫，他一生性格随和，平静从容，宽厚善良，遇事不急，生活很有规律。

那么，怎样才能保持一种平衡的心态呢？心理学家为我们指出了如下的一些办法：

第一，不对自己过分苛求。为了避免挫折感，应当把目标定在自己能力的所及之内。

第二，不对别人期望过高。每个人都有自己的长处和短处，不能强求别人符合自己的要求。

第三，疏导自己的愤怒情绪。发怒时尽量把怒火泄于其他方面，如打球和唱歌之上，以消火泄愤。

第四，能伸能屈。当大前提不受影响的情况下，无需过分计较小处，以减少自己的烦恼。

第五，向别人倾诉烦恼。把抑郁埋于心底，只会令自己郁郁寡欢，如果把内心的烦恼告诉知己好友，心情会顿感舒畅。

第六，助人为乐。帮助别人可以使自己忘却烦恼，更可以获得珍贵的友谊。

第七，集中精力处理近事。这样可以减轻精神负担，以免弄得心力交瘁。

第八，不要处处与人竞争。以和为贵，不四面树敌，以免经常处于

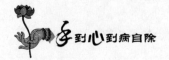

紧张状态。

乐观是一种积极向上的性格和心境。它可以激发人的活力和潜力，解决矛盾，逾越困难；而悲观则是一种消极颓废的性格和心境，它使人悲伤、烦恼、痛苦，在困难面前一筹莫展，影响身心健康。但愿世上每个向往健康的人，都能够拥有一种积极乐观的心态。

##  注重养德，大德必得其寿

讲究养生之道，必须注重道德修养，养生贵在养性，而养性首先即要养德。我国古代著名的思想家、教育家孔子养生有道，他的"德润身，仁者寿""大德必得其寿"的独具特色的养生观，对现代人就具有很大的价值。而"养生重养德，德高寿自长"的理论也已被医学实践所证实。

养德就是注重人体精神的健康状态——精神卫生。《黄帝内经》非常重视精神卫生的修养，"恬淡虚无，真气从之，精神内守，病安从来"，这段话就明确提出养生应注重精神方面的保养。我们现代人如果能够按照《黄帝内经》教诲的那样"恬淡虚无"，稍微降低对物欲的追求，就能够给自己减压，从而达到精神内守，身心愉悦。

《黄帝内经》中还写道："以嗜欲不能劳其目，淫邪不能惑其心，愚智贤不肖不惧于物，故合于道。所以能年皆度百岁而动作不衰者，以其德全不危也。"意思是有高尚道德修养的人，得享高寿，否则，被嗜欲，淫邪等牵累，思不合于德，行不合于道，就会受到灾难的侵害。

其实，不只《黄帝内经》，中国历代的医学家、养生家也都非常重视养德。

唐代药王孙思邈指出："古养性者，不但饵药餐霞，其在兼于百行。会百行周备，虽绝药饵，不祈善而有福，不求寿而自延。"就是说没有好的德行，无论服什么灵丹妙药，还是怎样去祈求，都不会延年益寿。

唐代著名禅师希迁又被称为"石头和尚"，九十一岁时无疾而终，谥号无际大师。希迁曾为世人开列十味奇药："好肚肠一条，慈悲心一片，温柔米半两，道理三分，信行要紧，中直一块，孝顺十分，老实一个，阴骘全用，方便不拘多少。"服用方法为："此药用宽心锅内炒，不要焦，不要躁，去火性三分，于平等盆内研碎，三思为末，六波罗密为丸，如菩提子大，每日进三服，不拘时候，用和气汤送下。果能依此服之，无病不瘥。切忌言清行浊，利己损人，暗中箭，肚中毒，笑里刀，两头蛇，平地起风波——以上七件，速须戒之。"

宋代养生家邵雍在《言行吟》中说："言不失仁，行不失义。"并指出"始知行义修仁者，便是延年益寿人"。养身必欲养德，养德必欲崇尚仁爱之心。

明代养生家王文禄在《医先》中说："养德，养生无二术。"

清代著名养生家石天基说："善养生者，当以德性为主，而以调养为佐。二者并行，不悖，体自健而寿命可延长。"

清代陆润庠在《百字铭》中指出："养寿须修德，欺心枉吃斋。"明确指出养德与养生的不可分割的密切关系。

可以说，养德是中华民族优秀的传统美德，它不仅渗透到各行各业的文化典籍中，而且渗透到中华民族的心理、风俗、习惯和各种人际交

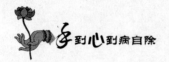

往的礼仪中，蕴育着无数具有高尚道德品质的伟大的、优秀的人物。当今，中国社会正处在转型的新时期，这就更加的要求我们要加强学习修养，具有高尚的道德品质，做个有修养而德高的公民。

德高者具有以下三大特征：第一，具有良好的人际关系，这是身心健康的重要标志之一。第二，具有善良的个性人格，为人正直，胸怀坦荡，情绪乐观，意志坚实，感情丰富。第三，具有良好的处世能力，能正确认识自我和适应复杂的社会环境。诚如古训所言："善医者，必先医其心，然后医其身。"

人生苦短，怎样度过自己的一生？是迷失在物欲横流中，身心疲惫，还是恬淡虚无，精神内守？在了解了中医情志养生，以德养生的精辟理论后，相信大家一定会有一个好的选择。

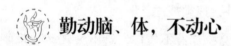

## 勤动脑、体，不动心

《黄帝内经》中说 "恬淡虚无，真气从之"。这是很重要的一段话，他道出了"情志养生"的关键所在。或许有很多人会说，在今天这样的浮躁、快节奏条件下，还能做到恬淡虚无吗？事实上，这是理解的错误，恬淡虚无并不是让你什么都不想，什么都不做，恬淡虚无的本质是勤动脑、体，不动心。

中医学把人的生命 活动分成体和用两部分，脑是"用"的首领，四肢是"用"的工具。《黄帝内经》讲"头为诸阳之汇，四肢为诸阳之末"，"阳气者若天与日"。阳气就得动，不动就会老化。因为脑袋是用的首领，四肢是用的工具。这些东西，因为它是用的范畴，所以你不用它，它就会坏。所以四肢要经常的用。但是五脏藏精而不泄，心不能动，心要一动五内俱焚。因此要勤动脑、体，不动心。

《黄帝内经》所说的"恬淡虚无"同老子说的"无为无不为"很像。老子这句话的意思其实是：无妄为，则无不为。按照规律做事叫不妄为，不按规律做事，就叫妄为。

老子说"道法自然"。自然是什么？是自然的力量。我当医生，你当记者，他经商，任何一件事情都有它自己的规律。所以不管你压力多大，从事什么工作，要想保持这种情志，就一定要认认真真地去把握你所做的那件事的规律。

我们可以去看一看，凡是长寿的老年人，真正活到九十几岁甚至100岁的老人，其人往往都非常最终自然的力量，都知道如何去顺应自然。他们的思维大都非常清楚。不仅下棋、读书、看报，而且经常出去活动身体。因为人老腿先老，四肢如果不运用的话，时间长了，四肢就开始衰退了。

一般来说，勤动、劳体并不难做到，关键在于"不动心"，要真正做到几乎是不可能的。可是，我们却可以努力调整心态，平衡自己的心理，有心追求养生之道的人尤其是老年人，具体可以参考以下一些方法：

（1）加强自我心理保护。人有自卫的本能，当受到精神打击时，应奋起自卫，自我安慰。

（2）积极社交，丰富感情生活。人有"合群"心理，这种心理得到满足时，就会产生友谊、友爱、安心、欢悦的积极情绪。

（3）搞好人际关系，减少心理疾患。良好的人际关系是心理健康的

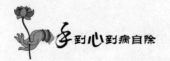

条件，又是心理健康的表现。

（4）不过高地要求自己。一个人要了解环境，更要知道自己，在理想和追求上达到主客观的一致。

（5）不过高要求别人。人各有志，每个人，包括朋友亲戚和子女在内都有自己的思维方式和处事方法，也都有自己的优点与缺点，我们不应对别人吹毛求疵。

（6）要尽量减少与人竞争。有些人心理不平衡，完全是因为他们处处以他人作为竞争对象，使得自己经常处于紧张状态。

（7）要学会适当地让步。退一步海阔天空，追求长寿就应放开胸怀，不往小处钻。

（8）在一段时间内只做一件事。国外有位心理专家发现，构成忧思、精神崩溃等疾病的主要原因，是因为患者面对很多急需处理的事情，精神压力太大，而引起精神上的疾病。

（9）退出工作岗位的老人，要努力做到"三忘记"。"三忘记"是：①忘记现在年龄，使自己有生气，有活力；②忘记原来职务，使自己放下架子做平民；③忘记退休前的不愉快。

## 笑口常开，微微一笑治百病

你跟自己说过多少次"当时我要是笑笑就好了"？这种情况肯定不少。微笑对人体的好处，不是我们初看之下那么简单，下面的例子也不是巧合。美国儿童的病房里，总能见到小丑的身影。孩子们快活起来后，对药物的依赖性就会减小。

长大后，我们不再为生活中的荒唐小事发笑，这就是比利·康诺利这样的戏剧演员显得很滑稽的原因。他们自己讲的笑话不多，只是指出生活中常被我们忽略的幽默趣事而已。

开心地捧腹大笑，能使身体多个部位的肌肉运动起来，如果笑到肚子痛，还能清肺、促进血液循环、释放天然的止痛药——内啡肽。

美国的一项研究显示，哪怕是想笑的念头也对身体有好处。他们给男性做了很正规的心理测试，让他们看自己喜欢的幽默影片。测试分三次进行，一次是在看幽默影片两天前，一次是在看影片的15分钟前，一次是看了影片后马上测试。结果显示，他们的紧张度、压抑情绪和生气程度都大大低于两天前。

这表明，笑，哪怕是想笑，对情绪和免疫系统都有好处。还有一个稍小型的研究认为，有心脏病的人总是笑得很少（当然，心脏病是多种因素造成的），社交圈很小或是朋友不多的人也不爱笑。

笑发生最大效用的三个步骤：一是提醒自己寻找生活中的幽默故事，二是重温以前的滑稽场景，三是重述别人的幽默趣事。问问喜剧演员他们是否做过心理治疗，大部分人会回答："治疗？那我为什么还要上舞台？"

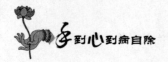

##  正确对待压力，心理过度紧张会透支你的健康

俗话说"有压力才有动力"。不可否认，适度的压力对个人的成长是有作用的。但是，如果压力太大，人就会处于高度的紧张状态，于是，伴随而来的是心跳加快、呼吸加速、血压增加、加速血液循环等。如果机体长期处于这种状态，身体功能就会降低，免疫力下降，诱发病变。

### ❋ 太大的压力会伤害你的神经系统

从心理学角度来看，人一旦过度紧张，思维就会出现"短路"现象，无法集中精神做事。尤其是压力之下的紧张，会使人烦躁不安、闷闷不乐，如果大脑长时间在压力下超负荷工作，会使血液集中在大脑里，形成偏头痛，或者出现记忆力丧失等不良反应。

因此，如果你感觉工作紧张，压力很大，最好让自己歇一歇，调整好自己的情绪。

### ❋ 压力"摧残"人体的消化系统

紧张的精神压力会引起大肠活动异常，导致便秘、腹部胀满等症状，反复发作可导致结肠炎等疾病。悲伤、抑郁、烦恼等压力情绪，会造成精神紧张，可能致使胃肠功能失调，进而导致食欲不振。

因此，要消除这些症状，根本的方法是缓解精神压力；另外，在食物上要避免吃刺激性食物，最好吃热而软的食物。

### ❀ 压力过大会造成免疫系统紊乱

科学研究表明，长期的极端压力会降低人体血液中的血小板数量，破坏人体的免疫功能，使人容易受到疾病的困扰。

因此，为了你的身心健康，当感到有压力或过度紧张时，一定要想办法解压。

### ❀ 压力会使你疲劳倦怠

精神紧张是导致人失眠的重要原因，长时间失眠会致使血压升高并导致各种心血管疾病的发生。长期疲劳倦怠，会使血液的流动受阻，使人经常处于缺氧状态；长期处于压力下，还会增加患高血压和冠心病的风险。

因此，当你感到有明显的压力时，一定要注意调整心态，正确看待压力，并想方设法舒缓自己的压力。

### ❀ 压力过大会损害你的皮肤

压力过大，会导致激素在皮肤表层释放时不通畅，诱发粉刺、皮疹和发痒的斑点等病症。会使一些人的皮肤变红或变白。在极端的压力下，可能会诱发麻疹或牛皮癣，从而使皮肤的状况越来越糟。

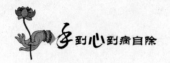
 **学会制怒，发怒是典型的慢性自杀**

如果你是一个经常大动肝火的人，那么就要注意了：敌意和愤怒是致命的心态，它们不仅是强化诱发心脏病的致病因素，而且会增加其他疾病发作的可能性——发怒是典型的慢性自杀。如果你的心绪欠宽容，那么应把学会抑制愤怒视为当务之急。

不友好后面的推动力是对别人的怀疑。倘若料定别人不信任自己，我们是会失望的。疑心引起愤怒并导致以侵犯相报复，其他的紧张因素加速了内分泌的分泌；随着内分泌变化，其嗓音会提高八度，呼吸加快而且粗重起来：心脏跳得更快更吃力，手足的肌肉绷得紧紧的。最后，竟会有一种让人觉得"箭在弦上，不得不发"的感觉。

假如你连续出现这种情绪，那么你的"愤怒商"就未免太高了，它有可能演变为严重的健康麻烦。可怕的是，不友好的心态很容易使你发怒。即使是初次谋面的人，你也可能迸发恼怒；这种恼怒或表现为愠怒，或表现为面红耳赤，吹胡子瞪眼。

能否有效地抑制不友好的情绪，从而使自己更信赖他人呢？其实，只要我们意识到了愤怒对于人体的害处，下决心改正，一定会改掉这一不是毛病的"毛病"。

要培植信任他人的健康情绪，你一定得逐渐消除对别人的怀疑，减少发火的次数和强度，进而学会善待他人，体贴他人。

下面的八条措施将帮助你完成这一心理、生理转变过程，逐步降低你的"愤怒商"，以臻于性格的完善。

### ❀ 一、承认难题

请告诉你的配偶和亲朋好友，你承认自己以往爱发火。决心今后加以改进。要求他们对你支持、配合和督促，这样有利于你逐步达到目的。

### ❀ 二、保持清醒

当愤怒不已的思绪在脑海中翻腾时，请提醒自己，保持理性，你才能避免短视、恢复远见。

### ❀ 三、推己及人

把自己摆到别人的位置上，你也许就容易理解对方的观点与举动。在大多数场合，一旦将心比心，你的满腔怒气就会烟消云散，至少觉得没有理由迁怒于人。

### ❀ 四、调侃自己

在那种很可能一触即发的危险关头，你还可以用自嘲从自己多疑的性情中寻找乐趣。"我怎么啦？像个3岁小孩，这么小肚鸡肠！"幽默是抖落好猜疑的尘埃和卸掉怒气管的最好手段。

### ❀ 五、训练信任

开始时不妨寻找某种信赖机会。事实会证明，你不必设法控制任何东西，也会生活得很顺当。这种认识不就是一种意外收获吗？

### ❀ 六、反应得体

受到残酷虐待时，任何正常的人都会怒火胸中烧。但是无论发生了

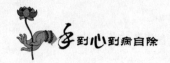 

什么事，都不可放肆地大骂出口。而该心平气和、不抱成见地让对方明白，他的言行错在哪儿，为何错了。这种办法给对方提供了一个机会，在不受伤害的情况下改弦更张。

### ❋ 七、贵在宽容

学会宽容，放弃怨恨和惩罚，你随后就会发现，愤怒的包袱从双肩卸下来后，会帮助你放弃错误的冲动。

### ❋ 八、立即开始

请不要等到患上心脏病才想到要克服爱发脾气的毛病！从今天开始，从现在开始修身养性不是更好吗？

 **要学会释放和转移，无累病常轻**

清代大才子袁枚的《随园诗话》中记载过这样一个故事，湖广总督郭某去官居乡后，常常作诗自娱，有《偶成》云："去官人易懒，无累病常轻。"曾广为传诵。上句说的是他在官场的起落，以及倦于政事的心声，这里不去讨论。下句是他自身养生祛病的体验，对减轻疾病痛苦，帮助身体康复，颇有好处。

事实上，《黄帝内经》中也说过类似的道理。"郁结伤脾，肌肉消薄，与外邪相搏而成肉瘤。""忧思随结，所愿不遂，肝脾气逆，以致经络阻塞，结果成核（肿瘤）。"通俗地说，由于气血运行阻滞，脏腑功能失常，容易导致癌肿。现代医学更是这样认为。联邦德国巴尔特鲁施博士对8000多位不同类型的癌症病人进行调查后说，恶性肿瘤的临床表现，都发生在病人心理负担过重或强烈的精神压力频繁发生的时期。由此可见，有累病常重。

俗话的好说："肩上百斤不算重，心头四两重千斤。"一个人心理负担太重，就会导致情志病的产生，进而影响整个身体的健康。此外，如果身体本身就有病，体内抵抗力已经恨虚弱。如再过分恐惧、忧郁，长时期的闷闷不乐，心累异常，更会使机体神经系统失去平衡，代谢系统发生紊乱，免疫抗病能力进一步降低，客观上为机体康复自设"拦路虎"。如此下去，就会越养越病，小病也将养成大病。

无累，不经可以保持身体的健康，还可以解除已病的人的心头劳累，养护良好心境。那么，如何做到"无累"呢？如何释放和转移不良的情志呢？这其中有许多方法，下面的几种方法适宜常用：

### ❋ 音乐疗法

医学专家经研究发现，人体各种器官都具有一定的振动频率，患病后频率改变。音乐的声波振动，可以纠正病变器官频率使之调谐。

### ❋ 读书疗法

古人早就说过：翻旧书如见故友，阅新书似识新朋。人在病中，除了服药治疗，空余时间多了，正是读书养气好时光。阅读自己喜欢的书籍，一是借此减轻病痛，使心头无累；二是增进知识，激发自己对生活的美好信心；三是读书时心思进入书中，心静气顺，和谐气血，有助于自己体内慢慢增长抗病能力，不知不觉中加速病体康复。正如明代的龚廷贤所说："读书悦心，可以延年。"

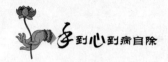

## ❋ 宣泄疗法

心头产生了苦闷忧郁，千万别自己独吞苦果，最好跟朋友诉说，这样既解心头之累又可得到安慰和同情。《黄帝内经》倡导"郁则发之，结则散之"。所以，有时候如果有严重的痛苦忧伤，不妨放声大哭片刻，这也是一种宣泄。当然，哭的时间宜短不宜长。哭过之后，破涕为笑，心自乐观，才能达到如释重负的目的。现代研究发现，因感情变化流出的眼泪中含有两种神经传导物质，这两种传导物质随眼泪排出体外后，可缓和悲伤者的紧张情绪，减轻痛苦和消除忧虑。

## ❋ 期望疗法

俗话说"信心就是力量"，美国加利福尼亚大学社会学教授大卫·菲利普斯，对加州2000多名犹太人进行了长达18年的跟踪调查后，得出了"心中有期望，寿命可延长"的结论。人生就是如此，"山穷水尽疑无路"时，往往会有"柳暗花明又一村"的局面出现。

此外，《黄帝内经》最早提出一种心理开导的办法，《灵枢·师传》中指出，医者应该告诉病人疾病的性质、原因、危害，病情的轻重深浅，引起病人对疾病的注意；告慰病人要与医务人员积极配合，增强病人战胜疾病的信心；教导病人如何调养和治疗的具体措施；开导病人解除紧张、恐惧、消极的心理状态。这些都属于"郁则发之"的范畴。

总之，我们相信，通过我们自己情志的管理，就可以达到我们心理的健康，精神的快乐。

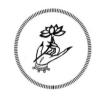

第七章

心病当须心药医——常见情志病的心理疗法

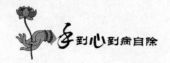
 **如何从根子上解决抑郁症的困扰**

抑郁症在中医属郁证范畴。《黄帝内经》中讲："气以壮胆。""十一藏府皆取决于胆。"每天23点至1点是子时，胆经最旺。人在睡眠中养蓄了胆气，如果不睡觉消耗了胆气，严重者出现"怯症"，即是现代医学上讲的抑郁症。故此，以《黄帝内经》的看法，睡眠不够是抑郁症产生重要因素之一。

此外，在《黄帝内经》中，郁症也就是抑郁症属于胃经和肾经这两条经脉的病证。

《黄帝内经》中说："病至则恶人与火，闻木声则惕然而惊，心欲动，独闭户塞牖而处"，意思就是说患病者特别不愿意与外界接触，害怕光亮，听到拍桌子的声音都会害怕，成天到晚心慌慌的，回到家就拉上帘子关上门窗，喜欢在昏暗的环境下生活。这是从胃经所显现出来的抑郁症的症状。

而从肾经所显现出来的忧郁症症状，《黄帝内经》中是这样说的："目如无所见，心如悬，若饥状，气不足则善恐，心惕惕如人将捕之"。意思是说眼睛发呆，仿佛看不见东西，总是提心吊胆，看上去好像没吃饭的样子，胆子特别小，好像随时有人捉他的样子。而其实这就是由于肾精不足而造成的心火不敛。

现代社会，因生活环境衍生出种种社会问题，让现代人面临前所未有的压力，医院的精神科门诊暴增了许多因抑郁症前来求诊的患者。世界卫生组织（WHO）将抑郁症、癌症及艾滋病并列为21世纪人类三大疾病。

据统计，抑郁症患者有70%是由于压力过大所造成的。我们都知道，适当的压力会使生活不单调、更有劲。然而，如果忧虑、焦虑、压力的情况未善加处理，让心理长期沉浸于沮丧与痛苦当中，就会使我们的脑部处于一种不佳状态，进而会诱发生理和心理上的疾病。轻者会有疲劳、头痛、胃灼热、消化不良、失眠甚至掉头发等现象；严重的话会导致背痛、肠炎、胃溃疡、性功能障碍、抑郁症、癌症等病症。

一般而言，西医通常都会开一些安眠药、镇定剂等药物给患者，长期服用这些药只能治标不能治本，而且还会伤害脑部神经、破坏肝脏功能、对人体产生抗药性。

目前，针对抑郁症。医界还没发明出一种完全无副作用的“特效药”。对于忧郁症患者而言，求医不如求己，心情的调适、饮食习惯的改良、家人的关爱和鼓励等，绝对比看医生吃药来的有效。

那么。抑郁症该如何自疗呢？下面这些建议可以作为参考：

（1）千万不要给自己制订一些很难达到的目标，正确认识自己的现状，正视自己的病情，不要再担任一大堆职务，不要对很多事情大包大揽。

（2）可以将一件大的繁杂的工作分成若干小部分，根据事情轻重缓急，做些力所能及的事，切莫“逞能”，以免因完不成工作而心灰意冷。

（3）尝试着多与人们接触和交往，不要自己独来独往。

（4）尽量多参加一些活动，尝试着做一些轻微的体育锻炼，看看电影、电视或听听音乐等。可以参加不同形式和内容的社会活动，如讲

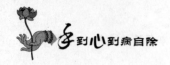

演、参观、访问等，但不要太多。

（5）不要急躁，对自己的病不要着急，治病需要时间。

（6）病人在没有同对自己的实际情况十分了解的人商量之前，不要做出重大的决定，如调换工作、结婚或离婚等。

（7）不妨把自己的感受写出来，然后分析、认识它，哪些是消极的，属于抑郁症的表现，然后想办法摆脱它。

除了以上这些自疗方法外，对于有抑郁症倾向的人，培养生话上一些好习惯，是帮助自己远离抑郁症的关键，下面的三大良好习惯推荐给你：

（1）规律与安定的生活是防止抑郁症最需要的，早睡早起，保持身心愉快，不要陷入自设想象的心理漩涡中。人生苦短，不论贫贱富贵都是短短数十寒暑，何不以愉悦的心情面对每一天，凡事都要抱着积极乐观的态度，期以增加个人生命的彩度与亮度。

（2）多晒太阳。有些人在冬天日短夜长时。会变得比较忧郁。日光及明亮的光线可以启动脑部激素褪黑激素的分泌，这些激素的部分作用是预防忧郁。多接受日光照射，对消除抑郁症很有帮助。

（3）营养要均衡，多吃补血的食物。饮食习惯不良是常见的抑郁症病因，例如，饮食习惯差及常吃零食。要尽量少吃富含饱和脂肪的食物、猪肉或油炸食物。脂肪会抑制脑部神经传导并造成血球凝集，导致脑部的血液循环不良。

**如何正确应对性冷淡**

性生活不和谐，不一定意味着夫妻感情危机，但确有导致危机的可能。在很多情况下，性冷淡犹如红灯警告，表明该正视这个问题了。为此，以下向你提出重建欢愉性生活的五点心理建议。

### ❋ 一、持现实而积极的态度

若性爱的现实不如预期美满时，我们或责怪自己，或埋怨配偶。若丈夫认为自己几年的婚姻不能在婚床上获得满足，便可能心生他念。若妻子认为自己年纪渐长，不再性感，便难以激情萌动。这时，请记住以下三点：①相信自己，相信配偶，互抱积极态度。②别为暂时的不如意而烦恼。③乐于新尝试，方法灵活多样。只要保持热情，积极主动，性爱真正成为彼此"精神和肉体上美妙的享受"便不是空话。

### ❋ 二、倾听自己身体的声音

一个健康的男人，完全可以终身保持性欲，对于较为年长的男人来说，由于摆脱了青春期的某些精神压力，以及那种急于达到高潮的冲动，性生活往往更加惬意。一个健康的女人，一旦她熟悉了自身的需求，熟悉了性快感区，也能使性生活更惬意，并终身享有。所以，你应该了解自己的身体，弄清其变化，在性生活中全身心投入，再加上双方

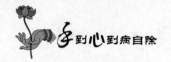

乐于创新。这样，性生活就会富于色彩和魅力。

### ❀ 三、打破常规

经年累月地重复，的确难以迅速产生激情，但性激情的产生并非只依赖自发冲动。试试某些新方法，可以重新找回情趣。

### ❀ 四、有问题好商量，不要动辄生气

生气既伤感情，又破坏性的情趣。恰当的方法应是：多向和美的夫妻学习，看他们是怎么做的。若彼此有了冲突，不必拐弯抹角，但切忌横眉怒目："又发什么神经！""你才发神经呢！"最好是明白地摆出问题，好好商量，求得理解，双方需求，自可协调，干戈也能化为玉帛。切记别在夫妻冲突中计较输赢。

### ❀ 五、为性爱创造条件

即使你工作繁忙，百事缠身，也大可不必牺牲夫妻的亲热。只要你的身体和精神状态俱佳，再忙也不要完全放弃肌肤亲昵，必要时取消某些不是太重要的约会，或推迟家务，或请人代看孩子，留一点时间给彼此，充分享受性爱的乐趣。

夫妻生活可能经历变化，而变化并非总是危机。如你苦于性生活问题，请不要对它掉以轻心，也不必过于焦虑，怀着良好愿望，和你的配偶友爱配合，鸳鸯浓情定能重现。

#  焦虑症的五大心理治疗法

焦虑性神经症，简称焦虑症。以广泛和持续性焦虑或反复发作的惊恐不安为主要特征的神经症性障碍。常伴有头晕、胸闷、心悸、呼吸急促、口干、尿频、尿急、出汗、震颤等植物神经症状和运动性紧张。

焦虑症比较有效的心理治疗方法有以下几种：

### ❋ 一、心理治疗方法之解释法

由于焦虑症患者多有预期性焦虑，对未来的焦虑发作产生预期恐惧。如果患者能够主动配合心理医生，耐心倾听医生对疾病性质的解释，有助于减轻心理负担，预防焦虑症的发生。

### ❋ 二、心理治疗方法之放松法

放松法治疗是一种教会患者如何进行肌肉和情绪放松的方法。患者可以通过学习和掌握呼吸调节、放松全身肌肉的方法来消除杂念。病人先把注意力集中于躯体的一部分（例如左手），尽量使这部分肌肉放松，直至产生温热感。然后转移注意力到躯体另一部分（例如右手）。如此反复训练，可使心情平静，心跳规则，呼吸均匀，这对焦虑状态性发作者有很好的效果。在有条件的情况下，可以在生物反馈治疗仪的检测下，进行放松训练。

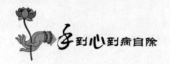

### ❋ 三、心理治疗方法之冲击法

让患者突然处于激发焦虑情绪的实际环境中，来改变病态行为。这种治疗每次30~60分钟，治疗次数一般为1~4次。

### ❋ 四、心理治疗方法之系统脱敏法

在患者处于全身放松状态下，使能引起微弱焦虑的刺激在其面前重复出现，达到不能引起患者焦虑时，增加刺激的强度如法炮制，直至患者焦虑情绪完全消失为止。

### ❋ 五、心理治疗方法之催眠法

催眠法适于广泛性焦虑症（一种以经常的、持续的、无明显对象或固定内容的紧张不安，或对现实生活中的某些问题过分担忧或烦恼为特征的焦虑）。

## 强迫症的中医治疗"心法"

强迫症中医治疗方法中包含药物治疗环节，而如果在配合药物治疗的同时能够施以恰当的心理治疗，效果还会更为明显。可能谈到中医心理治疗，大多数患者都不太了解，其实中医心理疗法也是手段多样，效果明显的。

强迫症中医心理疗法是由治疗者根据患者的病情和治疗计划，以语言或非语言等为手段，通过对患者的感觉、认知、情绪、行为进行影

响，使患者产生心理变化，以控制或调摄另一种或多种心理变化，从而改善和消除患者的病态心理，治疗情志病证、精神障碍，减轻、消除某些疾病症状的一种治疗方法。具体到可以应用到强迫症中医治疗环节的心理方法，精神健康网专家介绍了如下几种：

### ❋ 喜乐疗法

喜乐疗法具有"喜则气缓"，喜可胜忧、息怒等作用，主要用于忧愁、思虑、悲哀等情志疾病或情绪导致的强迫症，包括形病志苦而表现出忧愁、思虑情绪的患者。

### ❋ 忧思疗法

忧思疗法属"移情易性"法，重在转移患者的注意力，使之忘记其他情志因素的刺激，有稳定情绪的作用。能控制多种情志症状，制约情志因素。本法适用于强迫症、智残、失眠、遗精、阳痿，以及残疾病症兼有神情亢奋症状者。

### ❋ 喜胜悲法

喜胜悲法可以使患者产生喜乐情志，以消除悲哀情志。宜于悲哭证、脏躁证以及由悲哀过度而导致的强迫症等病证。需要提醒的是，实施喜胜悲法进行强迫症中医治疗时要因人施乐、掌握分寸，防其太过而"暴喜伤阳"。方式不宜重复，内容要不断更新，不宜连续使用。

当然，虽然以上强迫症中医心理治疗方法效果明显，但对于已经出现躯体症状的患者还是应该在接受药物治疗的过程中以这些方法作为辅助手段，单纯应用心理疗法进行治疗的效果是难以符合预期的。

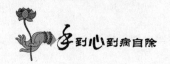

 **自闭儿童，懂得调节情绪最关键**

自闭症儿童通常在情绪控制和自我调节方面均存在问题。一些因素导致了这种状况：

第一，镜像系统及模仿问题导致他们很难感知行为规范和模仿别人的行为。

第二，自闭症儿童在监控自己的情绪、内心活动状态和情绪反应上有困难，他们很难认识到饿、渴、痛苦、疲劳，以及这些感觉导致的情绪波动。

第三，自闭症儿童通常有特别强烈的情绪和情感。有证据表明，比起非自闭症个体，一些刺激对自闭症儿童的大脑情绪中心有更强的作用。例如，当他们来到一个新的地方、遇到不认识的人、尝试参加一项新的活动、面临困难的任务，或者在没有理解为什么必须变化、发生了什么或期待什么的情况下就被迫参加新的活动，这些情况可能导致儿童在压力状态中有过度的神经唤醒或感觉超载。

首先，为了改善自闭症儿童的情绪调节，开始时尽可能让时间表及物理环境结构化。

对于上学的孩子，则需要老师配合，在变化以前给予提示（还有10分钟、5分钟、1分钟时），保证程序一致的日常活动（如准备吃午餐或回家），圆圈教学中固定座位，等等。

（1）帮助孩子理解不同的情景或环境怎么会导致情绪失控。理解为什么愤怒或焦虑时会打破这个循环。找到可能导致信息超载的感觉因素（听觉、视觉、触觉、平衡及运动觉）。

（2）帮助他们识别情绪失控的信号，教给他们解决问题的策略（自发暂停、生物反馈、寻求帮助等）。

（3）通过观察高功能自闭症儿童的身体发展（如快速生长期或激素的变化）对情绪的作用，我们能有所收获。

（4）当与孩子讨论将来怎样避免情绪失控时，要留意所有的人都能做到的事情。避免详述过去的失败经历，纠缠过去往往会导致情绪失控。

（5）严重的情绪及情感问题需要心理健康专家的治疗。自闭症儿童通常会表现出焦虑，随着年龄的增长，还会表现出沮丧。可能需要药物及其他的一些治疗。

其次，减少情绪冲动可能有些困难，但很重要，因为情绪冲动在很大程度上妨碍了学习和社会关系。

虽然随着孩子年龄的增长，情绪冲动行为会得到缓解，但如果家长和孩子共同努力，孩子会进步得更快。

（1）规则的不一致和家长对不良行为的情绪反应，都会进一步加剧孩子的情绪冲动。固定的、一致的规则和冷静的头脑是最基本的要素，甚至当不良行为是故意发生的时候。自闭症儿童需要更多的结构性行为框架，对明确的要求和可预料的结果有较好的反应。

（2）当孩子的情绪被唤醒时，他们的冲动行为会加剧。不要关注唤醒的情绪，而要帮助孩子平静下来。

（3）当孩子能够耐心等待，或在他不耐烦时能够自我平静下来，都

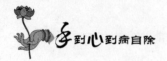

要给予鼓励。

（4）鼓励孩子参加那些需要等待、轮流进行、要保持持续性注意的活动，像钓鱼、滑梯，或糖果乐园等都是很好的练习。在基础游戏的计算机版（如儿童纸牌游戏）中，孩子可以与计算机进行游戏。这类游戏特别容易玩，也需要等其他"游戏者"参与后再轮到自己。无人监督时，与其他孩子进行这类计算机游戏前，一般要好好练习。

（5）当冲动行为发生时，看看孩子是否感觉超载，是否受生理因素（如饥饿、渴、快速生长期）影响，或是受交流缺损影响，将来要想法避免这些因素。

（6）要记住，那些表面上像不良行为的行为并非都真的是不良行为。自闭症儿童看起来冲动，可能是因为他们错过或错误理解了视觉或听觉的社会性线索。将理解性错误与自我控制和故意的不良行为区分开来是十分重要的。

最后，家庭学校对于一些自闭症儿童来说是不错的选择。自闭症儿童通常更期望取悦父母而不是别人，感觉上的分心物也相对较少。他们的社会性和学业挑战将会逐步增长，比一味强调与随便哪个孩子互动好像更接近成功。

**女人如何对付年龄恐惧症**

一些年过30的白领，因各种原因，对自己年龄渐大、事业未成的境况产生的悲观、消极情绪，就是所谓的白领"年龄恐惧症"。白领"年龄恐惧症"是怎么引起的？对待这种情况有哪些好办法呢？

### ❄ "容颜日老，青春饭还能吃多久？"

一些服务、娱乐行业被人们戏称为吃青春饭的行业。当青春渐逝，不少白领对自己的将来产生了危机感。其实，即使是这些行业，也还是有不少需要个人素质与持久耐力的地方，提升"内功"也许是为年龄忧虑的白领较好的选择。

### ❄ "事业家庭，过大的压力使我不愿面对年过30的现实。"

这是一种逃避现实的心理，中年人在社会上承担着巨大的压力，往往会幻想自己离开竞争激烈的职场和嗷嗷待哺的婴孩，回到童年，或者回到宁静的小山村。但是现实毕竟是现实，人能逃到哪去呢？于是中年白领只好跌入情绪低落、状态萎靡的怪圈。对待这种情况，瑞士心理学家荣格认为，人在中年后要重新调整自己的方向，逐渐由关注身外之物变为更多地关注自己的心灵，逐渐领悟到人生的智慧，这样才能减轻心理压力，顺利地度过"中年危机"。

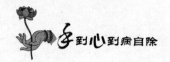

❋ **"30岁还没做出点成绩，以后的人生更不可能成功。"**

人的智力分流体智力和晶体智力，流体智力随年龄日大而会有所下降，但晶体智力即使到了老年也还会随经验的积累而有所提升，有不少人是"大器晚成"型的，只要给自己机会，不要自己打败自己，加上中年人的经验与人生历练，即使已过中年也还有机会成功。

❋ **"不是我恐惧年龄增大，你看那些雇主，要的都是年轻人。"**

这也许是一种社会现象，因为年轻职员不存在医疗保险、养老保险等过多的问题，可以节省开支。但正如前面所言，成功在什么年龄都是可能的，以社会问题作为借口，可能潜意识里是想给自己找到托词，找到一种合理化的理由。白领需要正视年龄问题，而不能总用一些合理化的说法来给自己的逃避找理由。

❋ **"年轻时入错行，年已30无法更改。"**

职业成熟是一个包括职业知识、职业态度、职业决策和职业规划的概念。在青年人尚未对一种职业形成良好的认知与态度之前，盲目随大流的决策可能会招致就职后的许多麻烦。如果你实在适应不了原有的职业，年已30还是可以转行，不过这要慎重考虑，最好是转入与自己原有职业相关的行业，以降低风险。

任时光流逝，你却像在保鲜箱中生活一样，依然年轻貌美、精力充沛，这是女性们都梦寐以求的事。那么，该如何才能做到这一点呢？事实上，解决的方法并没有多么难，只要你能养成一些好习惯，就能轻松"永驻青春"。

❋ **坐直了**

"坐姿良好的人比起那些懒散、含胸驼背或身子倒向一边者，看上去更自信，也更有朝气。"美国科罗拉多泉市的执业医师保罗·达里索说，正确坐姿还可以预防肌肉、关节疼痛，减少肩颈部肌肉紧张从而缓解头痛。

他建议，体态欠佳者可通过练习瑜伽或普拉提来改善。"这能增强腹部、骨盆、尾骨等部位的肌肉，使上身轻松挺直。"如果没时间练，不妨每隔1小时抻拉一下身体：双脚触地，肩膀和下颌放松，双手置于大腿上；慢慢地将肩膀向后背伸展，挤压肩胛骨，保持5秒钟。每回抻拉三四次即可。

### ❋ 每周至少有3次愉快的性生活

研究证实，性生活较频繁（每周3次左右）的中年人比其他"无性"同龄人，看起来要年轻12岁。因为前者皱纹少，皮肤更为光滑细腻。研究人员表示，在性生活过程中，大脑会分泌一种激素。它能减轻压力，使"时光倒转"。此外，愉悦的性生活，能让人睡得更香甜，皮肤自然也更白皙光洁。

### ❋ 描眉

拥有两弯黛眉使人显得更年轻。"眉毛稀薄，无法凸现个人特征，就算少年也会失去青春气息。"美国着名美容师达蒙·罗伯茨说，"要修出好眉毛并不难。首先，在眉毛稀疏处用深色眉笔涂抹，营造出浓密的感觉。然后用手指将颜色抹开，使其更自然。关键是要遵从自然眉型勾描，别把眉峰画得太高，不然整张脸会充满怒气。"

### ❋ 涂脂抹粉加染发

用高光粉底勾勒出脸部轮廓，稍稍抹点胭脂；给头发染个时髦的颜色，人顿时能换个模样。

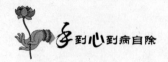
### ❋ 及时买合身的新内衣

女性都知道，胸部会随年龄增长而下垂，可很少有人会想办法来掩盖。《内衣宣言：虚构与事实》一书的作者苏珊·内瑟罗认为，好的内衣能让女性有充实、被保护的感觉。"它应该内含衬垫和具有托起作用的钢圈，能将女性的胸部最高点向上提。一般来说，这一点应在肩关节至肘关节的正中连线处。"当体重出现明显增加或减轻时，应及时测量胸围，更换内衣尺码。

### ❋ 美化双手

指甲上亮晶晶的装饰品，或手指上小巧的戒指，都会转移人们的注意力，从而忽略手部皱纹或斑点。英国的一项研究发现，49%的受访者认为，精心修饰双手的女性看起来更年轻。

### ❋ 愉快地笑出来

人们习惯把呆滞、无力的微笑，看作是"年老"的征兆，蜡黄的牙齿从唇间露出，僵硬的嘴角边是条条细纹，缺点也在瞬间被无限放大。然而，如果是发自肺腑地开怀大笑，其真诚会感染周围的人，甚至还能抹去额头的年龄标签。

#  女性"悲秋"心理的形成和解决方法

《黄帝内经》一书在论及秋季如何养生时，曾有这样的论点，在秋季应"以缓秋刑，收敛神气"，这就是主张人们要舒缓秋天的肃杀之气。

秋天是有肃杀之气的，所以古代常说：秋后问斩，古代人也常出现"悲秋"的现象，也就是一到秋天，心情就特别的慷慨激昂，"以缓秋刑"就是要舒缓肃杀之气，保持心情，不要太过的悲愤。

因此，入秋后，女性朋友更要注意调适心情，谨防"悲秋综合征"，千万别学《红楼梦》中的林妹妹。

### ❋ 谨防"情绪疲软"

天气凉爽了，但许多人却犯困、精神疲乏。专家表示，炎热夏季持续高温，导致人体能量消耗透支，现在必须小心"情绪疲软"。立秋前后，随着天气渐渐凉快，人也从过激情绪中调整过来，这时就容易因身体能量消耗过多，而出现疲软、困乏等状况，严重者会影响正常生活。

为摆脱这种"情绪疲软"状态，最好能保持充足睡眠，尽量争取在晚上10点前入睡；要早睡早起，早晨如能提前进入储备状态，就能防止一上班就犯困；中午适当"充充电"，小睡10到30分钟也利于化解困顿

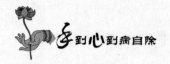

情绪。在饮食上，最好吃清淡些，油腻食物会在体内产生酸性物质，加深困倦；要多吃水果、多喝水，最好是喝绿茶，提神效果远比咖啡好。此外，这种困乏状态和人体缺氧也有关，因此，可在室内放些绿色植物，如吊兰、橡皮树、文竹等，这些植物能释放氧气、调节室内空气。

### ❋ "悲秋"是怎么回事

为什么秋季里有些人容易伤感呢？原来，在人体大脑底部，有一种叫"松果体"的腺体，它能够分泌"褪黑素"。这种激素能促进睡眠，但分泌过盛也容易使人抑郁，气温的变化对其分泌会产生间接影响，尤其是在冷热交替的换季时节。

人体的五脏六腑、七情六欲与五行学说和四季变化存在着相应的联系。以五行学说中"金、木、水、火、土"的"金"为例：五脏中的"肺"属金，七情中的"悲"属金，四季中的"秋"也属金。因此在秋天，尤其是秋雨连绵的日子里，人们除了容易"秋燥"，有时也容易产生伤感的情绪。

此外，"一场秋雨一场寒"。气温的骤然下降，会使人体新陈代谢和生理功能均受到抑制，导致内分泌功能紊乱，进而使情绪低落，注意力难以集中，甚至还会出现心慌、多梦、失眠等一系列症状，即人们通常所说的"低温抑郁症"。

预防"悲秋"最有效的方法是心理调节，保持乐观情绪，切莫"秋雨晴时泪不晴"地自寻烦恼。秋天，乃"不是春光，胜似春光"的大好季节，是收获的季节，大可不必自寻烦恼，失意伤感地"悲秋"。早餐一定要吃，尽可能食用牛奶、蛋、水果，补充蛋白质与钙质的摄取量，以增强耐力与意志力，经常不吃早餐的人，不但无精打采而且意志力也较薄弱。

注重养心和养肝，多喝玫瑰花或菊花茶、莲子茶，因为它们有清肝解郁的作用，长期喝对于减轻抑郁症状很有帮助。

多吃莲藕、莲子、小麦、甘草、红枣、龙眼等，这些食物有养心安神的作用，对减轻焦虑、抑郁症状很有帮助。核桃、鱼类等含有较多磷脂，也会帮人们消除抑郁。

### ❀ 克服情绪低落7法

（1）参加锻炼。体育锻炼能使人体产生一系列的化学变化和心理变化，较适宜的运动项目有慢跑、户外散步、跳舞、游泳、练太极拳等。

（2）改善营养。维生素B有助于改善情绪，这样的食品有全麦面包、蔬菜、鸡蛋等。

（3）走亲访友。找知心的、明白事理的亲友，向其倾吐心里话。

（4）乐观幻想。有些人遭受了一点挫折，凡事总往坏处想。克服的方法是，宁作乐观的幻想，不作消极的猜度。

（5）奋发工作。一旦潜心事业，把精力集中到工作上，便能使人忘记忧伤和愁苦。

（6）旅游和外出。心情烦闷时，看看青山绿水，看看袅袅炊烟，疲劳、苦闷之感顿消。

（7）看电影。抑郁时，看个喜剧片，这种移情效应的效果是很明显的。

# 第八章

## 保心就是保健康，养心系统的常见方法

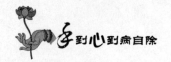
 **了解心：心者，君主之官，神明出焉**

《黄帝内经》中说："心者，君主之官也，神明出焉。"又强调"心者，生之本，神之变也，其华在面，其充在血脉，为阳中之太阳，通于夏气"。

从《黄帝内经》中脏腑学说来看，心包括心脏与脉管两部分的生理功能，相当于西医说的循环系统，这是心的最基本的生理功能。

### ❀ 心主血脉，为生之本

心脏和血管组成机体的循环系统，血液在其中按一定的方向流动，周而复始，称为血液循环。心脏是血液在全身周流不息的原动力，通过血液在全身的周流，把天之清气（氧气）、地之浊气（水谷精微）输送到全身组织器官里，把机体的代谢产物带到有关部位以排除体外，以实现机体与外环境的物质交换；药物也是通过血液循环而产生治疗作用的。

所以，我们说，血液循环是生命活动的中心环节，而心主血脉，由此可见心的重要性。

那么，又为何说心是"生之本"呢？人体的多数器官都是在出生之后才开始活动的，而唯有心脏在胚胎时就开始搏动。心脏开始搏动，标志着生命的开始；心脏停止跳动，又标志着生命的结束。心，有生命活动中心之意，故心为生之本。

### ❈ 心藏神明，乃五脏六腑之君主

什么叫"神"？《黄帝内经》里有一个关于"神"的定义："两精相搏谓之神。"所谓"两精"就是指阴阳，阴阳的相互作用产生出来的功能才被称为"神明"。即人的心气足了以后，外散出来的才是神明。

心与神，即阴与阳也。事物的变化，由阳作用了阴而引起，由阴内部阴阳的对立统一运动而实现。白天，人在劳动、运动时，神志兴奋，心跳就加速；夜晚或者人在睡眠时，神志抑制，心跳就会变得缓慢；人在发怒时，神情激奋，心功能就加强，心血搏出量大，故面色红赤；人在受到惊吓时，神情畏缩，心功能就减弱，故面色苍白。心的生理功能活动，受神（西医谓植物神经）的支配而不受人的意志支配，这就是《黄帝内经》所说的"心为神之变也"。心的上述生理功能及其在不同情况的变化，是由神（阳）作用于心（阴）而引起，是由心（阴）内部阴阳的对立统一运动即心脏的收缩活动而实现的。

一个人，如果神志兴奋，其心跳就会加速。相应的肺的呼吸加强，肝肾的代谢旺盛，体内的新陈代谢增强，其他脏腑组织的生理功能，也都要做适应的调整，心动，五脏六腑随之而动；神志抑制，心跳变慢，相应的肺的呼吸变慢，肝肾的代谢减弱，体内的新陈代谢减弱，共他胜腑的生理功能也作适应性调整，心静，五脏六腑随之而静，故心五脏六腑之君主。

### ❈ 心主喜乐

心在志为喜，心气虚就会悲，但如果心气特别实，人会喜笑不休。

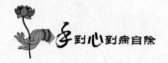

❈ **诸痛痒疮，皆属于心**

这是心的一个特性。痒是一种很细微、很细腻的生理反应，这么细腻的生理反应是由心来感知的，所以人们身上出现痒这种症状的时候，实际上是由心来取决的。

心为生之本，神之变，五脏六腑之大主，故养生首在于养心，养心首在于养神。武术家身手灵活，重在神健；书画家多长寿，重在情操的高尚，环境的幽雅、追求的完美，故能形神俱健。对于我们常人来说，要养神养心，需做到勤锻炼，讲究卫生，生理与心理并重；敬而不贪，食而不偏，劳而不倦，严以律己，宽以待人；勿见利而忘义，勿贪小而失大；在任何情况下都要保持积极的情绪，身处顺境要想到以后可能出现的困难；身处逆境，要看到经过努力事情的转机；胜不骄，败不馁。襟怀，清风朗月；度量，海阔天空。对于病，要做到无病早防，有病早治。对于顽症苛疾，要有顽强的意志，百折不挠的毅力，直至战而胜之。

 # 按摩心经，助你清心除烦

心是人体最重要的器官，因为在医学史上，心死亡曾经很长时间是死亡标准的统治者。即使现在脑死亡成为了主要标准，心死亡仍是判断死亡的主要标准之一。

《黄帝内经》上说："心者，五脏六腑之太主也，悲哀忧愁则心动，心动则五脏六腑皆摇。"

《黄帝内经》上也说："（心）主明则下安，以此养生则寿，主不明则十二官危，使道闭塞而不通，形乃大伤。"

这些金玉良言都在告诉我们，养生必须养心，如果心神混乱，却想身体健康，根本是不可能的。也许你会问了，养心又谈何容易呢？《黄帝内经》上说："恬淡虚无，真气从之，精神内守，病安从来。"这话虽然是至理名言，却不好操作。于是《黄帝内经》上又说了些具体的养心之法："美其食，任其服，乐其俗。"不管是粗茶淡饭还是海味山珍，都吃得津津有味；不管是名牌西服，还是廉价布衣，都穿得落落大方；不管是阳春白雪，还是下里巴人（两首古曲，一雅一俗），都听得声声悦耳。还有"以恬愉为务，以自得为功"，也就是说，以让"身心保持愉快"为生活的第一要务，以"让精神感到满足"为事业的最大成功。如果你能按此心法来养心，何愁万病不祛，清福不来？

俗话说："药能医假病，酒不解真愁。"真正的病根在心，岂是药力所能及？但药能减轻病痛，正如酒可令人昏眠，在我们尚未"明心见性"之前，还将是我们的伙伴。

而按摩心经，就是最好的药，就是最纯的酒。沿着心经的走向，可以找到以下要穴：

极泉穴在腋窝中，点按可使心率正常，又治劳损性肩周炎；

少海穴在肘纹内，拨动可治耳鸣手颤及精神障碍；

神门穴在掌纹边，点掐可促进消化，帮助睡眠，预防老年痴呆；

少府穴在手掌感情线，可泻热止痒，清心除烦，通利小便。

以下顺口溜也可以助你一臂之力：

心慌气短食不下，可服柏子养心丸。

口燥盗汗大便干，快用天王补心丹。

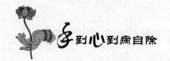

夜晚难眠心烦热，牛黄清心神自安。

常服人参生脉饮，气阴同补功效全。

 ## 养心安神，三大中成药是妙方

在遇到心慌心悸、失眠多梦等神志不安的病症时，西医多以镇静剂和安眠药等来治疗；但这些药物的不良反应往往比较大，并且可能产生药物依赖作用。而中医应对此类疾病时，往往可采用效果明显且不良反应较小的药物。下面就来介绍几种常用的治疗心悸心慌、失眠少寐的中成药。

柏子养心丸、天王补心丸和朱砂安神丸是目前较为常用的治疗心悸心慌、失眠少寐、健忘多梦的3种中成药。

这3种中成药主要以养心安神的药物组成，适用于失眠多梦、烦躁不安、心悸怔忡、记忆力减退等病症的治疗。但由于它们的药物组成不同，其功用及适应证也有很大区别，必须经过中医辨证，对症用药，才能取得较好的疗效。

### ❋ 柏子养心丸，温补心神

柏子养心丸有补气生血、安神益智的作用，总体药性偏温。它主要适用于中医辨证为心气不足、心阳虚寒的患者，表现为：夜寐多梦，心悸易惊，神疲气短，健忘盗汗（盗汗指睡着时出汗），身体乏力，舌质淡红，舌苔薄白，脉细略数等。但由于此方中温热药（如黄芪、肉桂）偏多，所以燥热心烦者、肝阳上亢等有热象者均不宜服用。服用期间应禁食辛辣和刺激性食物。

现代研究表明，柏子养心丸可明显缩短入睡时间，使睡眠持续时间延长，还有明显的抗惊厥作用。它对中医辨证为心气不足、心血亏损引起的心脏病、神经衰弱疗效较为明显。

### ❀ 天王补心丸，滋阴安神

天王补心丸具有滋阴清热、补心安神的作用，总体药性偏凉。适用于中医辨证为心肾不交、阴虚血少的患者，表现为：虚烦惊悸，失眠多梦，舌红少苔，脉细而数，并伴有口燥舌干或口舌生疮，大便干燥等。但此方药性偏于寒凉，故脾胃虚寒、消化不良者不可服用，痰多湿重者也不可服用。此外，服用时应忌食寒凉油腻食物。

现代研究表明，天王补心丸不仅具有明显的镇静、抗惊厥、抗心律失常的作用，还有抗心肌梗死、提高免疫力等作用。它能提高人的抗疲劳、抗缺氧，以及耐高温、耐低温的能力。

### ❀ 朱砂安神丸，镇心安神

朱砂安神丸主要有清热凉血、镇心安神的作用。适用于中医辨证为心火亢盛、灼伤阴血的患者，表现为：心神不安，胸中烦热，怔忡（指自觉心中剧烈跳动）失眠，夜多怪梦，且胸中自觉非常烦乱，舌红，脉细数等。在服药期间，应忌食寒凉油腻和辛辣刺激性食物。由于此方中重镇药（朱砂）和苦寒药（黄连、生地）用量较大，常服容易损伤脾胃功能，所以不可久服。朱砂含汞也不可久服，否则可能导致中毒。

此外，本方绝对不能与含有碘、溴化物的药物同服。而且心气不足、心神不安者，消化不良、脾胃虚弱者，以及孕妇均应忌服。肝、肾

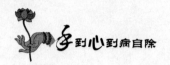

功能不正常的患者，更不宜服用朱砂，以免造成汞中毒而加重病情。如出现中毒症状，应及时送医院救治，以免发生意外。

现代研究表明，朱砂安神丸主要有镇静催眠、抗惊厥、抗心律失常，以及解热、镇痛的作用。对室性心律失常、早搏和心肌炎等都有一定的治疗作用。此外，本方还用于治疗夜游症、睡着时出汗、妇女产后久热不去等病症。

##  养心护心的4种最佳食物

### ✳ 一、葵花子

摄入60克葵花子，就是一顿最好的蛋白小餐。用前，葵花子必须洗净，去壳。安假牙的老年病人可捣烂服用。也可将葵花子加在凉拌菜上，再浇上麦芽油，这样的营养品可作正餐用。南瓜子可作葵花子的代用品，这种食物尤其适合那些患有前列腺炎的病人。

### ✳ 二、米汤

米汤是心脏病患者应信赖的饮料。取四倍于做干饭的水量，米和水浸泡一夜才煮制。煮好后，将饭粒滤掉，存冰箱内，全天啜饮。食米汤要慢慢啜饮，切忌倾盆似的向喉管里灌。为了取得最好的疗效，最好在两餐之间饮用，而不是在吃饭时服用。因为那样服用会稀释胃液，不利消化。如制热饮可加糖，如想味道更好，还可加入柠檬汁。

### 三、黄酮饮料

将12个柑橘和1个柠檬切碎，连皮带肉及子一起放进搅拌器，就可制得可口的自然饮料。这种饮料里含的生物黄酮很丰富。生物黄酮属于维生素C族，是治疗感冒、抗感染的自然良药，对这敏性紫癜、急性关节风湿病、心脏病也是有一定的疗效。它可与米汤交替服用。心脏病患者服用生物黄酮类饮料不要太多，特别是在与米汤交替服用的情况下。

### ❋ 四、西瓜

西瓜是治疗心脏病的有益"饮料食品"。西瓜是很好的"利尿剂"，并且无副作用。将西瓜切成小碎片，像吃炒米花那样整片送入嘴里，每隔几分钟吃一小片。另外，如吃饭时离不开饮料的话，可在盘子旁边放一块西瓜，以取代平日的开水或别的饮料。

# 给自己熬一碗五行益寿养心粥

稍微懂点中医的人都知道，药调不如食补，所以平时我们要多注意我们的饮食，使吃的既营养又可以调理我们的脏腑，吃出健康！

五行益寿养心粥就是非常好的一款养心粥食，它能大补心血，常喝此粥能强壮心脏，滋养心血，还能延缓衰老。

### ❋ 一、黑米补肾水

黑米适量，《本草纲要》记载："黑米能滋阴补肾，暖胃养肝，明

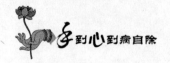
目活血，补肺缓筋"。黑米是补肾水的，常吃黑米能益心火补心血，保持心血管活力，治疗头晕目眩，腰膝酸软，夜盲症，耳鸣，令人面色红润，延年益寿。

### ❋ 二、黄豆补脾土

黄豆30颗，《本草拾遗》认为黄豆是补脾土的，常吃黄豆可以预防冠心病、高血压、动脉硬化、老年痴呆症，还可以减肥，增强记忆力。

### ❋ 三、大枣补肺金

红枣20颗，红枣是补肺金的，它能生津润肺而除燥，养血滋肝而息风，疗脾胃衰弱，民间一直有"一日吃三枣，终身不显老"的说法。

### ❋ 四、葡萄补肝木中的气血

葡萄干30颗，葡萄是补肝木中的气血的。

### ❋ 五、莲子祛心火

莲子20颗，莲子是祛心火的。《本草纲目》说常吃莲子可以补心火益肾水，安神去心慌心悸，止尿频，美白肌肤，去眼袋，延缓衰老。

将以上五种食物浸泡一宿，共同煮烂后即可食用。这款粥制作简单，却能大补心血，还可以祛斑、祛痘，防止皱纹滋生，减肥通便，防治更年期提前等有很好的效果。此款粥不受时间限制，可以每周吃3～5次，也可以平时全家人当正餐食用，养护全家人的心脏。

**夏季是最应该养心的季节**

一年四季都应养心，夏天尤其要注意养心，老年人更应如此。因为，夏天出汗多，伤心阴、耗心阳。所以，夏天是心脏最累的季节，应重点养心。

一年四季中，夏天属火，火气通于心，人的心神易受扰动，从而出现心神不宁，引起心烦。心烦就会使心跳加快，加重心脏负担。所以，夏天首先要让心静下来。俗话说，"心静自然凉"，有几分道理。静则生阴，阴阳协调，才能保养心脏。所以，老年人在夏天要多清静。

### ❋ 一、要清心寡欲

少一分贪念，就会少一分心烦。中医认为，"过喜伤心"，所以老年人要善于调节心情，尤其不能大喜大悲。

### ❋ 二、要多闭目养神

有空就闭目养神，闭目可帮助老人排除杂念。

### ❋ 三、要多静坐

静则神安，哪怕5分钟都可见效。每天老年人应在树阴下或屋内静坐，15～30分钟即可。也可听悠扬的音乐、看优美的图画，或去钓鱼、

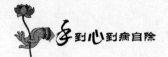

打太极拳。

### ❋ 四、要让心慢下来

夏天天气炎热，血液循环加速，心脏容易负担过重，所以夏天要慢养心，不能劳累。只有心先慢下来，呼吸才慢得下来。休息时要减慢生活节奏，使心跳减慢、呼吸频率降低，生命活动的节奏慢下来，心脏才能得到休息。

### ❋ 五、多乘凉，少出汗

夏天出汗多，汗为心之液，血汗同源，汗多易伤心之阴阳。加之夏天温度高，体表的血量分布多，这样容易导致老年人出现心脑缺血的症状。而且，夏天出汗多，易导致血液黏稠度增高，所以夏天要降低活动强度，避免过度出汗，并适当喝一点淡盐水。但是，该出汗时则要出汗，老年人也不能闭汗，在房间里开空调的时间不能过长。

 ## 冬季冠心病人如何护心

天气寒冷的冬季对"心脏脆弱"的人，特别是对有冠心病病史的中老年人来说是个非常严峻的考验，因而除了定期检查，正规治疗外，要精心呵护好心脏还要做到以下四点：

### ※ 一、注意防寒保暖

天气不太冷的时候，冠心病患者最好能根据自己的身体状况，听从医生的建议，适当参加一些力所能及的体育活动，以增强体质，增强心脏功能。寒冷刺激可使人体内儿茶酚胺分泌增多，导致血管收缩，血压升高以及冠状动脉痉挛，使心脏负担加重，出现心绞痛、心肌梗死，甚至出现心律失常、心脏破裂、心力衰竭、心跳骤停、猝死等并发症。故冠心病人应随时注意天气变化，及时增添衣物。还应注意洗澡时水温要适中，动作要尽量轻快，以减少寒冷和热水对心脏的刺激。

### ※ 二、调整饮食结构

冬季气候寒冷，人们一般喝水少，这容易使血液浓缩，加重心脏负担。故冠心病人在寒冷季节要多喝开水，并多进食一些容易消化吸收和富含营养的清淡食物，如蔬菜、水果、鱼肉和瘦肉等。不要吃肥肉，少吃动物内脏，更不要以大量喝酒来御寒，以免血脂升高，血液黏稠度增加，加重心脏负担。

### ※ 三、保持居室温暖

冬季寒冷，居室温度最好保持在15℃左右，这对冠心病患者尤其重要。如合并有呼吸道疾病，则应避免门窗全开，以防冷空气刺激，诱发心绞痛和心肌梗死。当需要呼吸清新空气时，可把门窗推开一条缝，使少许新鲜空气进入，但又不至于使室内温度一下子降得过低。

### ※ 四、注意心理平衡

冬季除天气寒冷外，还可因阴雨天气、难见阳光而使人情绪低落，更可因工作、学习、生活上的不顺利而诱发心绞痛和心肌梗死。故条件允许者，冬季室内除加强照明外，还可播放一些轻松、愉快和使人振奋

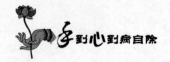

的音乐。患者更要广开心胸，"得不喜，失不忧"，以保持心理平衡和精神愉快，以防止上述心脏急症的发生。

 **护养心脏的9个忌讳**

### ❋ 一忌一动不动

"生命在于运动"。要保持一定量的轻体力活动。日常生活中缺少体力活动会使肌肉发生萎缩、心肺功能减退、血流缓慢、心肌营养不足，这对冠心病人的健康威胁很大。相反，坚持适当的体育运动，可减轻体重、降低血压、提高糖耐量、降低胆固醇、改善心肺功能，使冠心病的发病率、严重程度以及死亡率均有所降低。活动方式可选择散步、打太极拳、做健身操等，运动量要循序渐进，不宜过大。

### ❋ 二忌急剧减肥

德国医生警告说：闪电式的饥饿减肥法，会使体重过快下降，致使大量蛋白质消耗与肌肉组织减少，造成心肌组织的衰退，诱发心力衰退。

### ❋ 三忌饱食

三餐进食过饱，胃壁扩张，会使腹内压力升高，导致心脏代谢增加，容易诱发致死性的心肌梗死。因此，中老年患者每餐不宜吃得过饱，一般七八成即可。

### ❊ 四忌频繁起夜

美国波士顿妇科医院一项研究资料显示，心脏病人半夜起夜有危险。

### ❊ 五忌拒绝脂肪

伦敦大学营养学家桑德斯的研究表明，如果心脏病人每周食用两次鱼肉脂肪，其死亡率比限制全部脂肪、只食纤维素较高食物的病人还低30%。故心脏病人在一日三餐中适当安排鱼、禽食品，有助于心脏康复。

### ❊ 六忌菜子油

菜子油中含有40%的芥酸、心脏病人食后会使血管壁增厚，心脏脂肪堆积，加重病情。

### ❊ 七忌晨跑

日本运动医学专家发现，清晨慢跑对心脏可造成不适当压力，故应采取散步、练气功等方式。

### ❊ 八忌饮酒

包括含有酒精的饮料，有引起心肌梗死的危险。烟中的尼古丁不仅会导致癌症的发生，还是导致血管硬化的罪魁祸首之一。

可适量喝红酒。每天饮一两杯红葡萄酒，可以软化血管，对心脏有一定的好处。但切记不可过量，否则会使心肌梗死的危险率大大增加。

### ❊ 九忌疲劳不休息

避免过度疲劳、紧张和激动，生活节奏应以轻松、自然为主，防止任何导致精神过于紧张、兴奋的情况发生。尤其是从事脑力劳动的冠心病患者，在一天紧张工作之余，松弛一下尤为必要。

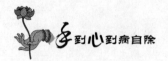
##  预防心脏病，日常生活中保护心脏的13条忠告

来自临床的调查研究表明，心脏病的发病率和死亡率都排在各类疾病之首，是威胁人类健康的"头号杀手"。因此，保护好心脏就成了人们维护身体健康的头等大事。

那么，人们在日常生活中应如何保护心脏呢？对此，专家有如下13条忠告：

### ❋ 一、每天应坚持锻炼身体半小时

临床研究发现，没有锻炼习惯或不经常锻炼身体的人，罹患心脏病的几率极高。而每天坚持锻炼身体半小时以上的人，可把患心脏病的风险降低30%以上。

### ❋ 二、要了解自己的血压

血压与心脏有着密切的联系。研究发现，60%的心脏病患者与其血压升高有关。因此，人们应高度关注自己的血压，并将其控制在合理的范围内。专家建议，人们每年至少要测2~5次血压，而高血压患者则应每月至少测两次血压，这样才能做到了解自己的血压，进而才能保护自己的心脏。

### ❊ 三、每天应吃30克坚果

坚果中含有大量对人体有益的高密度脂蛋白胆固醇，常吃有保护心脏的作用。另外，专家建议人们应多吃烤制的坚果，因为烤制的坚果中不含有对人体有害的脂肪酸，也不含有油炸食品中常见的致癌物质丙烯酰（音希）胺等。

### ❊ 四、别吸烟

吸烟对人心脏的危害极大。调查显示，有70%的吸烟者患有不同程度的心脏疾病。另外，被动吸烟也会对心脏产生极大的危害。研究人员发现，如果一个人每周被动吸烟3次、每次持续30分钟以上，那么其患心脏病的风险会比正常人高30%以上。

### ❊ 五、每星期至少应吃200克的西红柿

研究发现，西红柿中含有丰富的钾，而钾具有降低血压、保护心脏的作用。

### ❊ 六、要经常用牙线清洁牙齿

由于牙周疾病可引起动脉炎症，并可最终诱发心脏疾病。因此，人们应经常使用牙线来清洁牙齿（牙线的一些作用是刷牙无法达到的），以达到保护心脏的目的。

### ❊ 七、尽量减少饱和脂肪和反式脂肪的摄入量

饱和脂肪和反式脂肪主要存在于牛肉、猪肉、全乳制品和棕榈油等食物中，食用这类脂肪过量会导致动脉发炎，从而诱发心脏疾病。另外，薯片、薯条等食品中反式脂肪的含量也很高，因此也应尽量少吃或不吃。

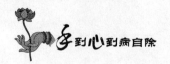

### ❋ 八、少吃盐和糖

盐的主要成分是氯化钠，食用过量会使血压明显升高，给心脏带来损害。因此，每人每天的食盐摄入量不应超过6克。另外，人们对糖的摄入量也不宜过多，尤其是不要食用低脂高糖类食物（如低脂高糖型饼干、奶粉等），否则很容易使体内出现脂肪堆积，从而诱发心脏疾病。

### ❋ 九、每天喝一杯葡萄酒

研究发现，葡萄酒具有软化血管、预防血栓形成的功效。因此，每天饮一杯葡萄酒就有预防心脏疾病的作用。

### ❋ 十、每天至少吃500克新鲜的蔬菜和水果

新鲜的蔬菜和水果中含有大量的植物纤维，这些植物纤维具有清除肠道内有毒物质、净化血液、保护血管的作用。

### ❋ 十一、定期同时服用阿司匹林和布洛芬

医学研究表明，阿司匹林和布洛芬都具有缓解动脉粥样硬化，预防血栓形成的作用。调查数据显示，每年定期同时服用阿可匹林和布洛芬的人患心脏疾病的几率要比正常人减少75%以上。

### ❋ 十二、积极地治疗感冒发热

人在感冒发热时，全身的动脉血氧饱和度会下降，这会使心脏在相对缺氧的情况下进行工作，极易诱发心律失常等疾病。因此，人们应重视对感冒发热的治疗，尽量缩短感冒发热的时间。

### ❋ 十三、不要在胸前的口袋里放手机

许多男士喜欢把手机放在上衣左边的口袋里，这种做法是错误的。因为手机的辐射会对心脏产生一定的影响，进而可诱发心脏疾病。因此，最好把手机放在离心脏较远的地方。

专家告诉我们，如果你能坚持做到上述忠告中的任意七条，就可以使自己患心脏病的几率减少九成以上，如果你能严格做到上述十三条，那么你就一定会拥有一颗健康的心脏。

# 第九章

## 养生先养心，在休闲生活中轻松养生

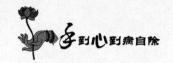 

##  闲时多喝茶，茶为万病之药

茶，是中国人离不开的饮料。《茶经》曰："茶之为饮，发乎神农。"相传神农尝百草的时候，有一次吃到一种树叶，下肚后在肚里转来走去，不一会儿，整个肠胃像洗过一样干净清爽，非常舒服。神农记住了它，并给它起了个名字——茶。

中国有句老话，开门七件事，柴、米、油、盐、酱、醋、茶。

鲁迅说："有好茶喝，会喝好茶，是一种清福。"

林语堂说："饮茶为整个国民的生活增色不少，它在这里的作用，超过了任何一项同类型的人类发明。"

由此可见，茶在中国人的生活中举足轻重。

古人称茶为万病之药。《神农本草》《本草纲目》中对茶都有"药用"的记载。那么茶何以被尊为"万病之药"呢？

事实上，人们把茶称为"万病之药"，并非是说茶能直接治好人的每一种疾病，而是从传统中医学的原理去归纳总结茶的医疗保健功效。因为长期饮茶可使人元气旺盛，百病自然难侵，有病自然易愈。其次中医还注重养性。人之所以多病，原因之一就是不能养性。而品茶正是修身养性的最好方法之一，通过品茶，人们的精神得以放松，心境达到虚静空明，尽情感到怡悦，所以可以健康长寿。

下面我们具体来看看茶的养生功效：

### ❋ 茶可使人健康长寿

"文人七件宝，琴棋书画诗酒茶"。有学者认为，茶通六艺，茶是我国传统文化艺术的载体。孙思邈在《养性》《补益》等卷中提出："人之所以多病，当由不能养性。"而品茶正是修身养性的最好方法。通过品茶，人们的精神得以放松，心境达到虚静空明，心情感到怡悦，所以可以健康长寿。"茶圣"陆羽活了72岁，"茶僧"皎然活了81岁，"五十斤茶"和尚活了130多岁，"不可一日无茶"的乾隆皇帝活了88岁。"尝尽天下之茶"的袁枚活了82岁，女茶人冰心活了99岁……不能说这些"寿星"之所以长寿就是因为喝茶，但确实他们都是著名的茶人。

### ❋ 茶可养生健体

从《黄帝内经》的医学理论上说，茶叶可以使人心静，使人精神清爽。可以入肝经，可以清头目，使得耳聪目明，头脑清醒。头晕眼花一般属于肝的病，所以说可以入肝经。同时它还入脾经，所以它能调整消化道的功能，促进消化，强健脾胃。

现代医学、生物学、营养学等对茶的研究也表明，茶叶中具备调节人体新陈代谢的有益成分。茶能抗癌、防衰老的养生功效已经被科学所证明。目前已分析出茶叶中的化学物质多达600多种，包括生物碱类、多酚类、矿物质、维生素、蛋白质与氨基酸类等。

### ❋ 茶可修心养性

茶于养生最大的价值是养性。中国古代养生大家对养性与养气的重视，远甚于对身体健康的重视。养性为本，养身为辅，修养性情才是真正的养生目的。茶道与养生，有一种内在的认同和本质的联系。

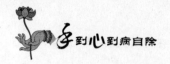

回归自然、亲近自然是人的天性，茶则是对这份天性的最佳满足。"品茶者，独品得神"，一人品茶，能进入物我两忘的奇妙意境；两人对饮"得趣"；众人聚品"得慧"，茶的心理功效成为保持人身心健康的灵丹妙药。

以茶养生，需要注意的事项如下：

（1）因时而宜。春天宜饮花茶或乌龙茶，亦宜饮菊花茶、人参固本茶、玉灵膏茶等。夏天宜饮绿茶、黄茶、白茶、乌龙茶，亦宜饮竹叶茶、荷花茶、山楂茶等清暑化湿养胃茶类。秋天宜饮乌龙茶以及银耳茶、生梨茶、复方茶。冬天则宜饮红茶、乌龙茶或枸杞茶、熟地茶、复方茶。

（2）因人而异。如胃病者不能饮用过浓的茶；高血压、动脉硬化的病人不宜饮用浓茶；孕妇也不宜多饮浓茶，这些都是因为茶叶中含有咖啡碱，会对这些人群都会造成负面影响。

（3）有所忌禁。忌空腹大量饮茶，伤胃；忌饮太浓的茶，刺激性太强易引起茶醉；忌饮太烫的茶，以防长期反复刺激咽喉、食道导致这些器官病变；忌饮冲泡时间太长的茶；忌饭前大量饮茶；忌用茶水服药；忌睡前大量饮茶；忌饮头道茶；忌饮用劣质茶或变质茶。

## 既能养形又能养神的书法养生

中医学经典《黄帝内经》认为"精、气、神"是人体三宝，而书法与"气"关系密切。一个真正的书法家，握笔挥毫前首先要做到"浩气虚怀"，书写之时才能气贯其中。古人常说书法要"三到"——笔到、气到、心到。气到，则字体不缥渺，若是中气不足，便会犯书法之大忌。

古今书法家多长寿，如久负盛名的颜、柳、欧、赵四大家，其中三位都年逾古稀。颜真卿寿至76岁，柳公权87岁，欧阳询84岁，明代书法家文徵明寿至89岁，清代书法家梁同书寿至92岁，现代书法家孙墨佛寿至100岁，舒同93岁，苏局仙110岁，董寿平94岁。

书法家为何多长寿呢？就是因为书法不仅是一门艺术，也是一种养生之道。这主要体现在以下几个方面。

### ❄ 调节情绪

《黄帝内经》中说："人有五脏化五气，以生喜怒悲忧恐。"七情太过可使脏气失调。

书法可调整心态，使情绪稳定。狂喜之时，习书能凝神静气，精神集中；暴怒之时，能抑郁肝火，心平气和；忧悲之时，能散胸中之郁，精神愉悦；过思之时，能转移情绪，抒发情感；惊恐之时，能神态安稳，宁神定志。

由此可见，书法能调节情绪，促进人的身心健康。

### ❄ 陶冶情操

中华文化源远流长。古籍记载仓颉造字，虽是传说，但字体的形态反映了造字者对事物的艺术构思和精神情感的寄托。篆书形态古雅、质朴；隶书圆浑、秀美；楷书严谨、鲜明；行书洒脱、烂漫；草书飘逸、奔放。它们尽管风格各异，但都表现出节奏化了的自然美，都使人感到美的享受。

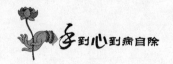

言为心声，书为心画，练习书法无疑能陶冶人的情操，赋予生命积极向上的活力，使人在艺术、眼界、胸襟、修养、气质上都得到升华。

### ❋ 形神共养

书法体现了形神共养的统一性。

"形为神之宅"。形体的养护在于动，动以养形。执笔时，指实、掌虚、腕平的姿势；书写中悬腕、悬肘，不断前落后顾、左撇右捺、上折下弯的运动，不但调节了手臂的肌肉和神经，而且使指、臂、肩、背、腰、腿部也得到运动，而这种运动是舒缓的、非剧烈的；是适度的，非超常的。书法体现的这种适度运动，贯穿了"摇筋骨、动肢节"的导引内涵。

"神为形之主"，清代养生家曹庭栋主张："养静为摄生首务"。静以养神，养神则保形。习书法时全神贯注，人的思想纯净、恬淡、少欲，心神不被外界事物所扰动，在追名逐利的风潮面前，甘于清贫，恪守寂寞，使体内阴阳平衡，保证人体内环境的稳定状态，延缓细胞的分裂周期，体内气血在最低限度内变化，代谢相对缓慢。书法能养神，养神能练意，有效地减少或避免心理对于生理的干扰，使一切杂念全抛之九霄云外，这种全身心的投入，其作用不亚于练气功、打太极拳。

所以说，练习书法，形神共养，可以使人形神一体，心身统一，从而达到很好的养生效果。

**弈棋养生法——善弈棋者长寿**

我国古代称琴、棋、书、画为"四雅"。而"四雅"之二的"棋"，除了被人们誉之为数学的艺术、趣味的科学、战斗的游戏、智慧的化身以外，还被当作养生的妙方。

弈棋，不仅是紧张、激烈的智力竞赛，而且对人们的养生益寿也十分有益。古人云："善弈棋者长寿也。"古往今来许多政治家、军事家、文学家都曾在棋坛上得到乐趣和启迪。弈棋长寿者，自古至今也大有人在，如南宋棋迷文天祥、著名棋手刘克庄、明末的高兰泉、清代棋迷慈禧太后等。

弈棋养生法，是指通过围棋、象棋等娱乐活动，达到消愁解闷、转移意念、振奋精神、开发智力、增进友谊、联络感情、驱除孤独的一种养生法。

弈棋的养生功效有以下几点：

### ❊ 锻炼思维，启迪智慧

弈棋能培养人们独立思考的能力，锻炼思维，启迪智慧。对阵双方完全是在平等的情况下调兵遣将，逐鹿沙场的。最后胜利的归属偶然性较小。在这个过程中，参与者通过发挥主观能动性，使逻辑性和辩证法

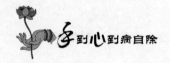

也得到增强。游戏中每一步都是判断、推理、计算和决策的过程。比如说围棋，它以军事辩证法为基础，需要把计算能力、默记能力、分析能力、战略战术巧妙地糅和在一起，很能启迪人的智慧，有助于益智、健脑和养志。

### ❀ 增进友谊，陶冶情操

和陌生人弈棋，可以以此会友；和好友一起弈棋，可增进友谊。

弈棋还可陶冶情操。心境的畅达，使人的衰老也会延迟，这也是弈棋的一大养生功效。弈棋除了比智力、比技巧外，还要比体力、比耐力，是养性的好方法。棋坛上流行的谚语是：弈棋养性，延年益寿。

### ❀ 益寿延年抗衰老

弈棋能锻炼人的思维，提高智力，延缓衰老，充实人们的精神生活。棋类活动既可内愉心智，又能外修身形。弈棋时的专注和投入能起到气功练习中的调息、吐纳等作用，还有助于提高记忆力，对人的益处不可谓不大。尤其是老年人，由于其生理原因，脏腑功能日渐衰退，脑髓肾精虚亏不足，思维记忆、智力反应已经不如从前，倘若能经常弈棋，促使大脑思维智能不断地运用，必将对延缓衰老、防止大脑功能的退化十分有益。

弈棋虽然对养生有很大的帮助，但这其中也存在一定的禁忌，这是一定要注意的。

### ❀ 一忌时间过长

下棋时间太久，势必减少活动量，使运动系统的功能减退。在棋逢对手、竞争激烈时，全神贯注、目不斜视，颈部肌肉和颈椎长时间固定于一个姿势，造成局部循环不良，肌肉劳损，易发生紧张性头痛和颈椎病，还会降低胃肠的蠕动，导致消化不良和便秘。心肌的收缩力以及身体的免疫功能都会减弱，更有损于身体的健康，尤其是老年人要注意。即便是身体好的老人，有兴致时可下个一两盘，但每次不宜超过1小时，消遣消遣则已。

### ※ 二忌争执不让

有些人弈棋争强好胜，常为一兵一卒争执，甚至唇枪舌剑，互不相让，这样会使交感神经兴奋性增高，心动过速，血压骤升，心肌缺血。有高血压或隐性冠心病的老人，便有可能突然发生意外，导致不幸。下棋应以休息为前提，娱乐为宗旨，不要在乎输赢。

### ※ 三忌不择场地

好下棋的人，往往不择场地，或蹲在路旁，或席地而坐，或伸颈折背观其胜负，任凭尘土飞扬，风沙扑面，依然两眼注视棋盘，奋战"沙"场。另外，棋子经过与很多人的接触，容易被各种细菌污染而成为传播之源，日久天长，病从口入，就会贻害健康。所以说，与人弈棋要注意创造良好的环境。

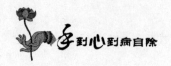
 **绘画赏画，在艺术熏陶中修身养性**

绘画是一种兼具颜色和美感的艺术。我国古代养生学很早就开始重视颜色与身心健康的关系，《黄帝内经》指出：青属肝木，红属心火，黄属脾土，白属肺金，黑属肾水，并提出颜色与人的情绪、心境的相关性。现代科学也提供了颜色与健康（包括情绪、行为）的科学信息。

那么，具体地讲，绘画有着什么样的养生意义呢？

### ❋ 调节情绪

大脑中的网状结构可决定人对颜色的反应，是人体几百万个神经脉冲的中继站。当人们看到红、橙、黄色等暖色时，血压会上升，脑波活动增加，呼吸加快，出汗增加。颜色还可能激发释放出激素或神经递质，这些物质会交替影响人的情绪。

这样，便不难理解，画家创造具有美感的书画境界其实是一个自身解郁的精神调节活动，是对自己不良情绪的一种高级解脱过程。创作中注意力高度集中于构思上，运笔时呼吸与笔画的运行自然地协调、配合，形成了精神、动作、呼吸三者的统一关系，对神经系统以及内脏器官均能起到调节作用。

## ❀ 修身养性

作为养生，临摹图画，宜选色彩鲜艳、造型美观、格调清新、内容健康的图景，如山清水秀、桃红柳绿以及梅、竹、苹果、葡萄等，这会使人赏心悦目、心旷神怡，排除思虑和寂寞无聊感。所以说，绘画是养生益智，维护身心健康的一种妙法。

其实不仅是绘画，赏画对养生也有着很大的功效，所以，对于不善作画的人来说，懂得欣赏也是一种养生之道。之所以说赏画也是一种养生之道，是因赏者借助条件反射的作用，触景生情和移情易性，通过想象和联想的过程自觉地跟随书画信息进入了一个具有美感境界的精神状态，犹如进入催眠境界，起到调节情绪、宽心解郁的作用。

赏画养生有以下几种方法：

## ❀ 触景生"情"法

即条件反射法，如"望梅止渴"。当烦渴、食欲不振时，可观山楂、梅子、橘子、杏子等水果画；抑郁烦闷者，可观赏漫画，使笑口常开、烦闷消散。

## ❀ 改变心境法

在日常生活中，炎夏酷暑热不可耐时，挂一幅淡绿、天蓝等冷色的图画，如竹林、碧海、雪山等，会给人以清凉素雅、消暑解渴的感觉；冬季冰封雪冻，寒气逼人，挂一幅金黄、柿红等暖色图画会带来温馨暖和的感觉。赏画还可改变人的心情。烦闷消沉者，观百花盛开、春光明媚、篝火舞会、旭日东升图画，使精神振奋；愤怒狂躁者，观湖水微澜、荷池清趣、鱼虫嬉戏、草原放牧，使人心胸开阔、精神放松。

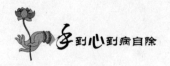

 **旅游养生，在大自然中感悟生命真谛**

孔子说"仁者乐山，智者乐水。"旅游过程中对山、水的直观体验除了给人带来美的感受外，还是一个养生良机，这是因为，大自然不仅慷慨地赐予人类所必需的空气、阳光和水，而且还以其美丽的千姿百态吸引、愉悦着人们，助人们养生祛病，长寿延年。

游山。山林的清爽深邃会使人心情安宁幽静；临水，湖海的宽广坦荡则使人心胸开朗。春季风和日丽，天地气清，自然生发之气始生，此时顺应生机，精气勃发，舒展向外，因而春季踏青便是一项有益生机的活动。夏季气盛，万物繁茂，但天气炎热，暑热之气易耗气伤阴，如漫步山林或泛舟湖上，则会使人顿感清凉，神清气爽。秋季气清，秋高气爽，万物结实，是旅游的最佳时机，无论登山还是游水，都将令人其乐无穷。冬季气寒，阳气蛰伏，一般不提倡远行，然踏雪赏梅，看满天飞絮，却也别有一番滋味。其实山不在高，贵有层次，水不在深，妙于曲折，只要懂得其中奥妙，神驰其间，愉情悦兴，就能有益于我们的健康。

看不尽的风光美景，听不完的神话传说，品不够的地方风味小吃，吸不尽的新鲜空气……都为旅游生活增添了乐趣。可以说，旅游是一项开阔视野，增进知识，陶冶情操，享受人生，锻炼体魄，促进健康的休闲养生方式。

我国古代的许多诗人、帝王都是很喜欢旅游的。他们把游历名山大川当成吟诗作赋的创作源泉，很多名篇佳作都是在旅游中诞生的。他们在旅游中有感而发，借景抒怀，诗人李白的"朝辞白帝彩云间，千里江陵一日还，两岸猿声啼不住，轻舟已过万重山"和"日照香炉生紫烟，遥望瀑布挂前川，飞流直下三千尺，疑是银河落九天"就是他游长江三峡和庐山时写下的脍炙人口的诗篇。范仲淹的《岳阳楼记》则更是由于他看到衔远山、吞长江、气势磅礴的洞庭湖，而发出了"先天下之忧而忧，后天下之乐而乐矣"的感慨，很好地表达了他忧国忧民的胸怀。

清朝的乾隆皇帝可说是历代帝王中最懂得养生之道的长寿者，享年89岁。他之所以长寿，一个很重要的原因就是他喜欢长期在外旅游，据说乾隆曾七下江南。久居深宫的皇帝偶尔到大自然中，到民间去走一走，呼吸一下乡野新鲜空气，体会另一种生活，不为天下事所累，得到全身心的放松，这对他的心情和健康无疑是大有裨益的。

旅游养生，益处良多。融入大自然，去感受那湛蓝明澈的天空，温煦明媚的阳光，徐徐柔和的微风；浩瀚的大海，清爽的海风；千层叠翠的山峦，飞瀑入流，鸟语花香，这一切无不让人感到心旷神怡，烦恼和疲劳便消散得无影无踪。若攀山登岩，泛舟竞渡，则可以促进气血流通，增进新陈代谢，强健心肺。

值得指出的一点是，旅游虽然有利于健康，是养生的一种方式，但也要注意因人、因地、因时而异，具体可因旅游者的年龄、情感需求不同而作选择。比如登山涉水、长途旅行、漂洋过海、探险览胜等适合于青壮年人和体力较好者，而泛舟湖上、品茗赏月等就适合于中、老年人和体质较弱者。

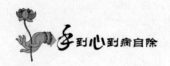

 **音可传情，曲能达意——音乐与养生**

音乐陶冶人的情操，抚慰人的灵魂，使人忘记疲劳与烦恼。一首优美的乐曲能使人精神放松，心情愉快，令大脑得到充分的休息，体力得到适当的调整。音乐还能传递人与人之间的情感，引起你和朋友情感上的共鸣，达到心灵上的契合。音乐是人类不可或缺的精神食粮。音乐与美容的结合还为人们提供了一种更加完美的养容艺术。

从音乐的心理作用上讲，一首引人入胜的乐曲，可排除杂念，忘掉琐事，使紧张疲劳的神经系统得到松弛；从物理作用上讲，音乐的频率、音量、节奏在传入听觉中枢神经后，常常与人体内生理频率和节奏产生共鸣反应，从而激发人体潜能，使身体的某些部位由静态转入动态，达到保健的效果。

现代医学研究表明：轻松、欢快、抒情的音乐能使人体分泌一些有益于健康的激素，比如乙酰、胆碱等活性物质，从而调节血流量和兴奋细胞，改善人的神经系统、心血管系统、内分泌系统和消化系统功能，增加肺活量。

美国一位医学家统计35名美国已故著名音乐指挥的年龄，他们的平均寿命为73.4岁，高于美国男子的平均寿命5年。国外有人调查经常听音乐的人比不听音乐的人寿命要长5～10年。由此可见，音乐对养生的重要意义已得到世界性的认可。

事实上，音乐养生也是中医养生学的一个组成部分。运用音乐来调剂人们的精神生活，改善人们的精神状态，从而起到预防、治疗某些心理情志疾病的作用，这在《黄帝内经》中已有文字记载。

《黄帝内经》中说："天有五音，人有五脏；天有六律，人有六腑。"认为五音与五脏相关：宫为土音通于脾，商为金音通于肺，角为木音通于肝，徵为火音通于心，羽为水音通于肾。五音对人体养生各有其功效。

宫音（主脾）：悠养和谐，化脾助运，增进食欲，改善消化。

商音（通肺）：通畅血脉，宣肺理气。

角音（通肝）：善制躁怒，使人安宁。

徵音（通心）：发人深思，启迪心灵。

羽音（通肾）：解除疑虑，催人入眠。

 ## 动静结合，天人合一——垂钓与养生

垂钓是一种超然脱俗的运动，也是一种境界极高的养生方式，非常有助于身心健康。

"姜太公钓鱼，愿者上钩"，这是广为流传的一句歇后语。

姜太公，即姜子牙，名吕尚、吕望，为齐国的开国之君。由于他建立了奇功异勋，又是长寿者，渐渐地被人们尊奉为能祛除百病百灾、福

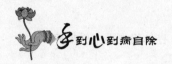
佑民众的神，所谓"姜太公在此，百无禁忌"。

姜子牙因其德高望重而又高寿被尊为"姜太公"，他寿至97岁而终。后人总结他养生的秘诀是"动静结合，天人合一"，而这一秘诀集中体现在他的垂钓中。

姜太公将钓鱼作为养生之术，他几十年如一日，只要一有空儿便持竿傍溪，静观天水一色。钓鱼实为形式，他那无饵直钩能钓鱼的理论，正说明了他"钓鱼是假，养性是真"的淡泊利禄养生观。正是在众人千方百计要多钓鱼、钓大鱼之际，他却静观鱼群绕钩而乐。

姜太公垂钓虽无饵，但抛钩观浮，一览群鱼绕直钩而过，再抬竿提线另抛，这一起一立、一提一抛，正好使四肢、手腕、脊柱得到了全面的活动伸展，起到了舒筋活血的作用。而静观鱼儿绕钩时则全神贯注、屏气凝神，两者一动一静，动静相兼，是运动平衡的统一。

姜太公在垂钓中还磨炼了自己的毅力和耐性，使他养成了谋大业不求功名利禄的胸怀，从而以豁达、宽容、仁和获得了健康长寿。

祖国医学认为，长时间沐浴在大自然的怀抱，天人合一，有利于机体的新陈代谢，特别是有利于改善大脑和中枢神经系统的生理功能。

具体地讲，垂钓的好处有以下三点：

一是脱离喧闹污浊的环境，呼吸新鲜空气，可使人头脑清醒，精神振奋，益寿延年。

二是回归大自然，沐浴阳光。阳光和空气一样，也是人体健康不可缺少的因素，日光中的红外线，则能给人以温暖，使人体血流畅通，改善血液循环，促进新陈代谢，使身体强壮。

三是垂钓使人入静。《内经》中说："动养形，静养神。"中国传统养生学认为入静可使人体和精神放松，有利于血液循环和新陈代谢。垂钓入静是"天人合一"的静，即钓鱼时人和大自然完全融合。这种静是任何运动形式所没有的。

垂钓不时抛竿、提竿、换饵、站立、下蹲、前俯后仰的多次反复，尤其是钓上大鱼，溜鱼、抄鱼的动作，涵括了体操舞蹈的多种姿态。有些动作如甩竿时双腿站立似骑马，抛竿时一手掐线，一手执竿如射箭，很像八段锦的优美练功动作。所以垂钓活动的"动"，养生学称之为外动和内动的统一。形体上的外动，可使韧带、肌肉、筋膜，颈、肩、肘、踝乃至手指等各部位关节得到均衡锻炼；内动则可促使神经系统的兴奋和抑制得到平衡，新陈代谢旺盛，从而达到活动筋骨，振奋精神，增强体质，防治疾病的目的。

垂钓养生需要注意以下几点：垂钓现场要静———"路人借问遥招手，怕得鱼惊不应人"；诱鱼上钩要静———全神贯注看鱼漂；出现鱼汛更要静———瞬息变化，稍纵即逝；就是提竿换饵和拉竿溜鱼，也都需要轻提轻放操作无声。可一旦鱼上了钩，不但要动，而且要迅速地动。钓到大鱼有时要"手舞足蹈"，以"骑马蹲裆""扬鞭抹马"、"海底捞月"多种姿势集于一身的动作才能完成。

钓鱼养生正是在这种动、静相对平衡和不断转化中促进和调整人体的生理功能，起到祛邪除病和抗衰老的作用。

 **洗浴养生，水是最好的药**

《素问·五常政大论》中讲到"气寒气凉，行水渍之"。说的就是

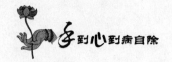

人们要用水浴的方法，来驱散体内的寒热邪气。

古人认为，水和火是圣洁之物，可以清除一切疾病和灾难。

位于骊山的华清池温泉，因唐明皇和杨贵妃"春寒赐浴华清池，温泉水滑洗凝脂"的故事而闻名于天下。贵妃池，是海棠汤的俗称，是唐明皇作为爱情的礼物赐给杨贵妃的。

池内平面像一朵盛开的海棠花。池中的进水口，有一个汉白玉雕刻的底座，底座上接莲花喷头。温泉水从莲花喷泉头四散喷出，水雾四起，飞珠走玉。

紧挨着的是唐明皇的专用御池。因平面像莲花形状，所以又叫"莲花汤"。据记载，御汤设计建造十分讲究，汤池内外有许多鱼龙花鸟的雕刻，可惜这些石刻艺术今天都看不到了。

历代帝王极尽奢华的御池、御汤，被岁月的浪潮冲刷得荡然无存了，但历代大众依水沐浴的习俗却从未更改。人们像离不开空气一样离不开水，那不断变化着颜色、变化着波纹的水，给人们带来了生活的需要和快乐。

夕阳下，劳作一天的人们放下手上的农具走到了水边。清澈的泉水、河水、湖水、江水，为一代代辛勤劳作的男人、女人们荡涤着身上的汗污和疲惫。和着流水的声音，小河岸，大江边，小儿嬉戏、大人欢笑的声音，历朝历代从未止息过。

可以说，洗浴养生不仅是《黄帝内经》所主张的养生之道，也是我国几千年历史的智慧结晶。

经常在流动的水中洗浴，是人体卫生洁净、保健养生的重要内容，可以清洁皮肤、促进血液循环。不仅如此，洗浴还是一种简便的治病方法："头有疮则沐，身有疡则浴。"就是说头有疮疖要洗头，身上有溃烂要洗澡。

从远古的时候起，人们就把洗浴当作日常生活中的一件大事。古代文献中，有关洗浴的记载有很多。几千年来，留下了大量的洗浴诗歌、风俗和故事。

据历史记载，殷代的贵族不但用热水沐浴，还用煮热的淅米泔汁来洗头发，据说可使皮肤保持白嫩光滑，古人把煮热的淅米泔汁称为"潘"，用途就是供人洗面沐发。

《礼记·内则》中说："五日则燂汤清浴，三日具沐。"说明在周代人们已有了定期沐浴的习俗。

《仪礼·聘礼》中则记载，"馆人为官三日具沐，五日具浴。"这句话的意思是说，古代的客栈，要具备让客人能三天洗一次头、五天洗一次澡的条件。

在唐代洗浴成了一种制度，所有官吏十天一次休息沐浴，每月分为上浣、中浣、下浣，这里的浣指的就是洗浴。

在宋代，出现了营业性的澡堂。宋代吴曾在《能改斋漫录》中说："所在浴处必挂壶于门"。"挂壶"成为浴堂的标记。

洗浴养生虽然好处多多，但也有许多的禁忌。洗浴养生要遵循因人、因地、因时而异、循序渐进、长期坚持的原则。因为各人的体质、疾病、地域不同，所以选择不同时间、方法进行沐浴养生。如体质弱的人、妇女妊娠期间或心血管疾病患者，就不适宜在冬天进行冷水浴，因为强烈的刺激易使体质弱的人感冒伤风，孕妇早产、流产，心血管病人易发生心肌梗死或中风。所谓循序渐进是指先从小刺激开始，逐渐加大强度。如在夏天进行凉水浴，再逐渐变为冷水浴，坚持到冬天，这样对增强身体素质非常有利。另外，只有坚持不懈才会有效果。三天打鱼、两天晒网，不但不会有效果，反而会引起身体不适和疾病。

此外，要想发挥沐浴的养生作用，就应该讲究沐浴的卫生，防止因

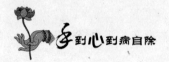

洗浴不当导致的意外事故。应该避免空腹、饱餐后洗浴。冬天用热水器洗澡时，要防止煤气中毒，热水浴时间不宜过长。患有心脏病、高血压或肾病患者不宜进入浴池洗澡，最好改用淋浴或擦浴，以防发生意外。洗浴的时间间隔不宜太短，除夏天每天1次外，其他季节每周洗两次即可，因为过勤洗澡易导致疲劳，对身体不利。